上億中醫診所院長**周旭恆**中醫師
◎審訂
中華健康生活運動保健協會理事長**詹仲凡**物理治療師

一按就不痛
快速搞定 肩頸痠痛

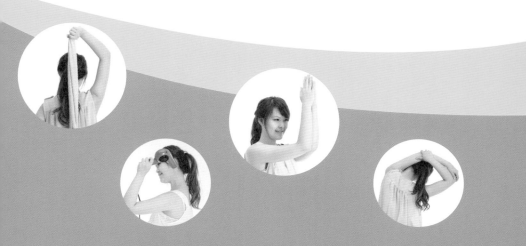

高寶書版集團

破病藥罐子該自救了

一早起床，便頭痛欲裂；上班途中喝了一杯咖啡，卻胃酸逆流；螢幕前打幾個字，肩膀便隱隱作疼；上個洗手間，卻枯坐馬桶半個鐘頭；晚上想好好休息，卻一夜輾轉反側……。

這樣的情境熟悉嗎？這應該是許多國人日常的例行公式。台灣人真的很可憐，工作繁重、薪水少之外，職業小毛病更是全身上下都是。有些人或許沒有偏頭痛但有暈眩，不會肩痛卻腰痠，沒有失眠困擾但容易健忘；於是每個人的桌邊至少都會擺上一、兩罐所謂的保健食品，更有甚者，是將這些保健營養品當作三餐配菜，一日吞個幾十顆，成了名符其實的藥罐子。

其實許多人都知道自己的健康出狀況了，也知道吃保健食品是治標不治本，但是就是擠不出時間去看醫生，而且有時找了醫生，也不一定能查到病因根治。因此，只好駝鳥地自行吞藥、找偏方，讓這些小病痛繼續跟著自己，成為「永遠的好朋友」。

明明知道不好，為何不去改善它呢？這是我們最初的動機。如果國人能有更正確的保健常識，更便捷的醫療資料取得方式，甚至懂得最正確的自我保健方法，應該就不會委屈自己成為藥罐子，台灣人洗腎世界第一的新聞也就不會出現。「i健康」就是「愛健康」，更是「我健康」；生理健康、心靈健康，想做到其實不難，請丟掉藥罐子，更積極地自救，讓我們一起 i 健康！！

快速搞定肩頸痠痛

　　在物理治療這些年的臨床經驗，我感受到一些健康趨勢的變化，以往的復健比較屬於在傷後的回復，但現在卻是提前到傷害發生之前的預防。大家都越來越懂得「預防勝於治療」的重要性，也更重視健康的維持與保養。

　　主要就是因為現代人的生活科技發達、自動化設備齊全，日常生活、工作都越來越便利；卻也讓身體活動的機會減少了許多。不舒服的症狀也因此陸續產生，像是整天坐在辦公室盯著電腦的上班族、長時間開車的司機，或是現在流行長時間用手機的「低頭族」，都因為長時間、固定的不良姿勢，讓肩頸容易痠緊僵硬。

　　而這些現象卻又不到疾病的程度，即使到醫院看了醫生，也無法得到根治。這時候就需要物理治療或中醫傷科針灸推拿的介入，可以讓症狀得到紓解，此時再配合一些自我保健的方法來維持，像是伸展拉筋操、姿勢調整、肌耐力訓練或是穴道按壓……等，就可以讓這些症狀有明顯的改善。

　　本書提出了許多重要的自我保健知識，不只是讓大家學會預防，更讓大家懂得怎樣做，文中包含了良好體態姿勢的重要性，以及簡易的穴道保健按壓處理，結合了中西醫的觀點，以中西合併的處理方式，透過淺顯易懂的文字內容，讓人可以輕鬆的了解怎樣做，是可以協助我們生活品質提升的一本工作書。

　　讓肩頸痠痛遠離我們吧！

中華健康生活運動保健協會理事長　詹仲凡

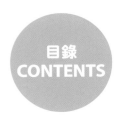

目錄
CONTENTS

Part *3* 肩頸痠痛的穴位按摩

Part *4* 常見的肩頸痠痛症狀

Part 5 肩頸痠痛Q&A

Part *1*

上班族
永遠的痛

不知大家是否曾經注意過
滿街林立的中醫診所看
板、招牌？有沒有發現主
治項目裡幾乎都會有「肩
頸痠痛」這項？

每家中醫診所都將「肩頸
痠痛」，列為攬客的訴求
重點，就表示的確有廣大
的「客群」為這個毛病所
苦。

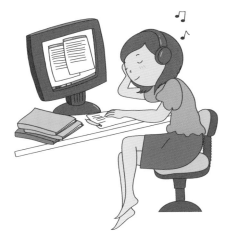

肩頸痠痛打哪來？

　　當你去按摩、油壓，或是在傳統的國術館推拿，是不是經常會聽到對方說：「你的脖子和肩膀都好僵硬喔！」這樣的話？此時，想必每個人都會心有戚戚焉，同時還會回答：「是啊！我不只脖子和肩膀僵硬，而且還長期痠痛呢！中醫、西醫都看遍了，就是治不好！」

　　「肩頸痠痛」幾乎已經是現代人共通的毛病之一，尤其在上班族中更為常見，它幾乎已經是上班族們揮之不去的夢魘，情況嚴重的人會覺得自己肩頸上好像壓了塊大石頭，每天背著這塊大石頭走來走去；有些人甚至還會痛到頭皮發麻，根本無法專心工作。

　　當大家對上述這些情況心有戚戚焉之際，是否不禁要問：「肩頸痠痛」究竟是什麼病？和身體其他的病痛比起來，它似乎不是那麼嚴重，但是，為何它可以讓人如此「難受」？舉凡中醫的針灸、推拿、整脊、經絡調理，乃至於西醫的打針、吃藥、復健等種種方法，幾乎很難找到可以真正解決它的辦法？

　　人體的頸部由七節頸椎構成，上有頭部，下有四肢軀幹，是整條脊椎中最容易受傷的部位。正常的頸椎是

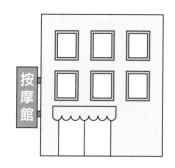

靠椎間盤、韌帶、頸部肌肉、肩部肌肉之間的張力與拉力的平衡來完成支撐的力量，如果這種平衡失調，就會產生肩頸痠痛的症狀。一般上班族的肩頸痠痛，幾乎九成以上都是因為不當的姿勢、缺乏運動、過度壓力所造成，通常用醫學儀器找不出原因。

長期姿勢不良

造成肩頸痠痛的原因有很多，最常見的就是「長期姿勢不良」，例如：坐姿錯誤、打電腦或看螢幕的姿勢不當、聳肩夾電話交談、低頭看智慧型手機……等。上班族最常出現的姿勢就是打電腦、低頭工作，「低頭」這個動作靠的是肩頸的肌肉在支撐整個頭顱，一整天下來，肩頸的肌肉無法獲得舒緩，再加上手臂施力也必須靠肩頸肌肉的幫忙，倘若手臂一直是懸空著操作滑鼠或鍵盤，在負荷量如此大的狀況下，很容易造成肩頸肌肉僵硬，肩頸痠痛的症狀勢必無法避免。再者，打字時用力按鍵盤、緊抓滑鼠等小動作，長期下來也會演變成過度使用症候群，也會反映在肩頸痠痛上。

坐姿錯誤

現在社會中，人們一天要坐著的時間很多，但是，大多數的人坐著的姿勢都不正確，例如：彎腰駝背、習慣把手肘撐在桌面或椅子把手上、背部懸空……等。人體的脊椎有著其他動物所沒

　　有的特殊生理彎曲，這些彎曲正好將脊椎劃分成頸椎、胸椎、腰椎、尾椎。脊椎承受人體絕大部分的重量壓力，尤其是坐著的時候，上半身的重量全部壓在脊椎上，因此若坐姿不良，很容易造成脊椎變形而產生各種疼痛。

　　別認為你的脊椎很健康，只要長期姿勢不良，你的脊椎可能已和下面的圖片一樣，嚴重變形而不自知！

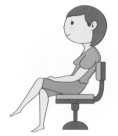

背部未完全貼著椅背，
脊椎不正常的彎曲

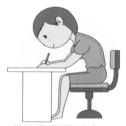

桌椅高度不適合，
導致脊椎太過彎曲

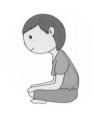

盤坐時，腰沒有打直，
脊椎不正常的彎曲

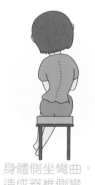

身體側坐彎曲，
造成脊椎側彎

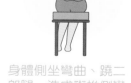

身體側坐彎曲、蹺二
郎腿，造成脊椎側彎

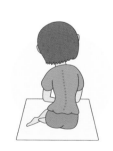

身體側坐彎曲，
造成脊椎側彎

打電腦或看螢幕的姿勢不當

　　由於電腦的普及，近年來使用電腦幾乎已經占據了上班族90%以上的時間，再加上方便的網路，許多人往往一坐就是好幾個小時不動，頭部一直處於過度前傾的狀態下，頭部重心往前面移，使得後頸部的肌肉過度緊繃，頸椎額外承受的壓力過大，自然容易引發肩頸疼痛。

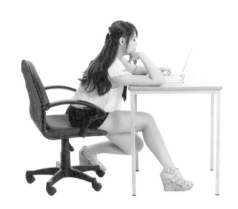

聳肩夾著電話交談

　　很多人總是喜歡「一心多用」，講電話時，手也不閒著，還在一邊做事，於是只好聳起肩膀、歪著脖子，將電話夾在肩頸之間，這樣看似沒什麼大不了的動作，卻會讓頸椎受到非常大的壓迫，長久下來，自然會引起肩頸疼痛。

低頭看智慧型手機（或平板電腦）

　　科技日新月異，現在不管在何時何地，都可以看到人手一支智慧型手機，而且共同的動作就是低頭玩手機，這種所謂的「低頭族」，也很容易因為姿勢不良而引發肩頸疼痛。

上述的這些，與其說是「姿勢不良」，倒不如說是「維持同一種姿勢的時間過久」更為貼切。拜現代科技發達所賜，大部分的人總是在不知不覺中一直保持同一個姿勢。我們所做的任何一個動作都必須靠肌肉的力量來支撐，假設長時間維持在同一種姿勢，自然而然就會造成同一塊肌肉長期處於緊繃的狀態，一旦超過它的負荷，當然就會發生痠痛的情形。

此外，長時間坐著時，下背如果未能完全貼到椅背上，將會導致下背部累積不當的受力；電腦螢幕和鍵盤如果也沒有依照個人身高與椅子高度調整，導致長時間低頭、彎腰駝背，都會引發下背疼痛與肩頸痠痛。

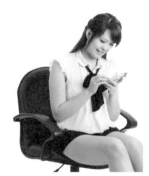

正確的姿勢應該是這樣

解除肩頸痠痛，除了適時的變換姿勢讓肌肉舒緩外，平時更要注意保持正確的姿勢。大部分的人坐的時候，總是讓腰部懸空，這會讓肩頸的肌肉承受過多頭部的重量，因此坐的時候應該讓腰部有所依靠，利用整個上半身的肌肉來支撐整個頭顱的重量才對。

坐姿：最符合人體工學和骨骼支撐平衡的標準坐姿就是成語中所說的「正襟危坐」。坐之前，先調整椅子的高度，然後端正的坐在椅子上，雙腳平放地板，讓背部緊貼椅背，並且抬頭挺胸。

站姿：身體由上到下成一直線，骨盆平衡，不要歪向任何一邊，切忌彎腰駝背或是凸肚翹臀，尤其彎腰駝背最容易引發肩頸痠痛。

搬物：搬東西上下樓梯時，身體要正向前進，不要用側身行走，如果扭曲身體來用力，肩膀和脖子一定會痠痛。

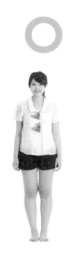

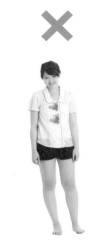

正確站姿：腰背挺直，脊椎至骨盆，由上到下成一直線，不歪向任何一邊。

錯誤站姿：彎腰駝背，脊椎及骨盆歪斜。

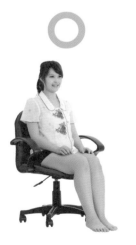

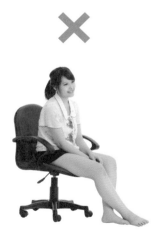

正確坐姿：腰背挺直，讓背部緊貼椅背，並且抬頭挺胸。

錯誤坐姿：彎腰駝背，背部懸空無靠。

13

缺乏運動

　　上班族普遍缺乏運動，因此導致肩、頸肌肉的力量不足，無法支撐頭骨的重量，此時，頸椎關節所受到的壓力就會過大，進而引起肩頸痠痛。

　　要檢查自己的肩頸部肌肉是否有力量的方法很簡單，將一隻手臂向側邊平舉，請旁人用力往下壓舉起的這隻手臂，自己則用力撐住手臂不要被壓下來，倘若撐不住平舉的手臂，輕易就被壓下來，那就表示自己的肩頸肌肉力量是不足的，自然就會產生肩頸痠痛。

過度壓力

　　「壓力好大」是現代人經常說的一句話，大家也都認同過度與持續的壓力如果沒有得到紓解，最後很可能會引發各種身心反應，或是導致疾病產生。壓力會讓人變得容易緊張，當人一緊張時，肩膀會不自覺的用力，因此造成肌肉收縮，當肌肉長期處於收縮狀態下，很容易會失去彈性而變得僵硬，長期下來，就會引發肩頸痠痛。上班族的工作壓力比其他人大，所以因為壓力而引起的肩頸痠痛，也就是其他族群更加明顯。

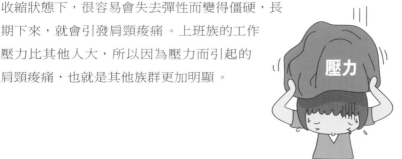

正確調整辦公桌椅高度

1 站立時，座位最高點要剛好在膝蓋下。

2 坐下時，座位的邊緣要和小腿後面有一個拳頭的空間。

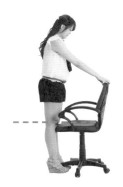

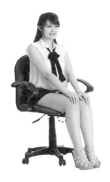

3 椅背要能平穩的支撐腰部。

4 調整坐椅的高度，讓辦公桌的高度與手肘成一直線。

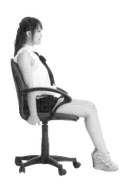

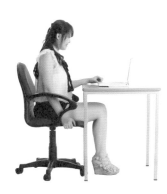

拉傷、扭傷

　　肌肉拉傷、扭傷是十分常見的身體傷害，它絕不是運動選手的專利，一般人從事任何運動，或是日常生活中的習慣性動作，都可能發生拉傷、扭傷。拉傷、扭傷是關節韌帶與肌肉（或肌腱）的損傷，拉傷一般常伴隨肌腱炎產生，輕度的肌腱炎通常都是因為肌肉自我保護性的收縮（痙攣），而產生痠痛、僵硬的感覺。造成扭傷或拉傷的原因多半是不當或是過度使用肌肉，以至於超出肌肉韌帶所能承受的範圍。此外，違背人體工學的姿勢、長時間維持同一姿勢不動，也都可能造成拉傷或扭傷，進而引發肩頸痠痛。

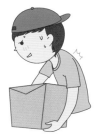

肩頸病變

　　會導致肩頸痠痛的主要疾病包括：頸部椎間盤病變、頸椎錯位、頸脊髓病變等。

頸部椎間盤病變

　　我們人體的脊椎每節中間都有軟骨和一塊纖維的軟墊，稱為「椎間盤」，主要作用是像車子的避震器一樣吸收頸椎活動所帶

來的壓力，保護脊椎不受傷害，然而，不當的外力很容易造軟骨磨損，隨著年齡增加引起的退化現象，再加上長時間姿勢不良或是過度使用頸部而加重頸部負擔，最後會使得軟骨磨損殆盡，同時也會刺激脊椎旁邊的骨質增加，日積月累就形成了「骨刺」，病變也就隨之產生。此外，也可能因為用力不當或外傷引起的椎間盤向外突出而壓迫到神經。

頸椎是整條脊椎中活動量最大的，若要避免頸部椎間盤病變產生，就必須減少軟骨磨損，防止骨刺形成。因此，日常生活中要隨時注意讓頸部保持良好的姿勢、不要讓頸椎做負荷太重的動作、常做頸部保健運動，如此就可以避免頸椎退化，遠離退化性的椎間盤病變。

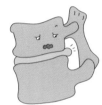

頸椎錯位

所謂的「錯位」是指彼此間的位置有所改變，「頸椎錯位」也就是上下節頸椎骨的位置不正，椎骨和椎骨之間產生了微小的移位。雖然這種移位的距離可能只是一線之差，但是對整個身體來說，卻是非常巨大的改變。因為骨頭外面包覆著肌肉、神經和軟組織，一旦骨頭與骨頭之間的位置有輕微的錯移、歪斜，周圍的肌肉和軟組織就會跟著緊張，而且錯位的骨頭可能因此壓迫到神經，使得神經系統無法傳遞大腦所發出的重要訊息，這些都會引發各種病痛和健康問題。

頸椎錯位可能會讓頭偏離原本位於身體正中間的位置，讓全身的肌肉和骨架都處於不平衡的狀況下，身體為了要讓頭部能保持在

正中間的位置，下方的脊椎和骨盆就必須跟著偏移，長久下來，自然會造成身體各處肌肉和關節疼痛，而且還會有長短腳的現象。

　　長期使用電腦的上班族最容易發生頸椎錯位的問題，造成頸椎錯位的主要原因就是姿勢不良，而錯位的椎骨壓迫到神經，便會出現肩頸痛、手臂肌肉痛、手指麻痺等情形，有時連拿杯子喝水或是拿筷子夾菜都會有困難，甚至要靠另一隻手協助才能順利完成。除了上班族，手部和頸部經常要用力的攝影師、樂器演奏家（尤其是小提琴、吉他）等，也很容易發生頸椎錯位的情形。由於頸椎錯位是姿勢不良所造成的，因此隨時注意保持良好的姿勢是避免頸椎錯位的不二法門。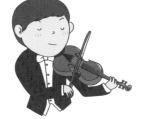

頸脊髓病變

　　「頸脊髓病變」是十分常見的一種疾病，但是因為它剛開始完全沒有任何感覺，症狀顯現相當緩慢，頂多只是手麻，因此很容易被忽視，經常會被當成只是一時間的疲勞所造成。漸漸的，會感覺肩頸有緊繃感或疼痛感，此時，又很容易被自己誤認成落枕，一旦意識到狀況不對時，病情往往已經相當嚴重了。

　　一般來說，有頸椎先天性狹窄、頸椎退化性關節、頸椎椎間盤突出的人，常會在不知情的狀況下，在不正確的外力作用中受傷而造成頸椎神經受損，進而演變成「頸脊髓病變」，通常都需要靠外科手術來治療。它好發於長期低頭工作的人，例如：作業員、裁縫師……等，此外，現代人喜歡低頭玩手機、平板電腦或是將筆記型電腦放在大腿上使用，也都會有長期低頭的姿勢，這

些也都容易造成頸椎過度使用而導致頸椎退化，最後引發頸脊髓病變。

　　除了上述各種原因外，膽固醇過高也會導致肩頸痠痛。因為高膽固醇會讓身體血管產生鈣化現象，血管被堵塞，通過的血液量大幅減少，攜帶的氧氣也明顯減少，血管附近的肌肉會因此缺氧，以致於新陳代謝不夠而造成肩頸痠疼。

　　其實身體的任何「痠痛」都是一種警訊，是在對身體的異常狀況發出警告，現代人由於工作性質的關係，使得頸椎神經受到壓迫的機率大幅提升，千萬不要以為「肩頸痠痛」是小事，無須大驚小怪，假若一直不注意，不改善自己的習慣和姿勢，時間一久，很可能會造成無法挽回的後遺症。

應該就醫的肩頸痠痛

　　肩頸痠痛雖然不會要人命，卻足以影響工作、日常情緒、生活品質，所以千萬別小看它。如果有肩頸痠痛的現象，除非可以非常確定知道造成痠痛的原因（例如：落枕），其餘無法明確知道痠痛原因的，不管疼痛程度如何，都應該先就醫，向醫師尋求專業的診斷，以避免延誤病情和治療時機。

　　一般來說，應該先到復健科門診，透過醫師問診、觸診或用X光、超音波掃描等方式，先找出病因，之後再根據病因到合適的科別進行治療。

醫生會做的檢查和治療

西醫對於肩頸痠痛的病患，通常會先開立止痛藥或肌肉鬆弛劑，以解除病患當下的疼痛為首要任務。當狀況稍微緩解後，就會安排照 X 光或超音波掃描，以找出病因，之後還會擬定一連串的復健療程，必須長期做復健治療。中醫則是採用針灸、膏藥、推拿、鬆經絡等方法來讓症狀稍微舒緩一點。

西醫復健科療程中最常使用的方法就是「熱療」和「電療」，包括熱敷、超音波、低週波、干擾波等，這些都屬於「活血」和「鬆筋」，可以讓緊縮的肌肉放鬆，也可以增加肌肉和軟組織的延展性，方便進一步治療。復健療程另一個經常使用的方法是「牽引」，利用肩頸牽拉運動來拉長及放鬆脊椎旁的肌肉與韌帶，可以幫助脊椎減少壓力，同時也可以增強肩頸肌肉的強度。

肩頸痠痛該看哪一科？

雖然大部分的肩頸痠痛都是因為長期姿勢不良或壓力過大所引起的，只要能夠調整好姿勢，並懂得釋放壓力，困擾大多可以解決了。但是也不能因此就掉以輕心，必要時還是得尋求專業醫師的協助。既然要看醫生，究竟該看哪一科對呢？正確答案是「復健科」。

不過，不管是西醫或中醫，許多人在經過醫師治療後，往往過了幾天或幾星期就會再度上門求診，甚至還長期倚賴中醫的推拿或西醫的藥物，其實本身如果沒有持續運動、沒有維持良好的姿勢，或是沒有時常做增強肌力的復健，肩頸痠痛復發的比例是非常高的，極可能無法治癒。

什麼是「復健科」？

許多人一聽到「復健」這個詞，直覺反應都是「那是中風的病人才需要的」，再不然則會認為是「頭部或四肢動過大手術的人才需要」。其實，「復健」顧名思義就是恢復健康，它不是專門為特定的某類病人而開設，它和其他的內科、外科、小兒科、牙科……等各科一樣，是一個獨立的科別，只要有需要，都可以直接尋求復健科專業醫師的協助。

復健科常見的疾病

復健科所治療的範圍很廣，舉凡骨骼、神經、肌肉、關節、肌腱、韌帶等所引起的疼痛或不舒服，都可以到復健科求診。如果要列出復健科常見的疾病，大致可以分為下列四類：

1. 神經肌肉系統病變

(1)腦中風（包括腦出血、腦血管阻塞、動脈畸形、靜脈畸形）所引發的後遺症。

(2)頭部外傷所引發的後遺症。

(3)脊椎損傷所引發的後遺症。

(4)腦炎、腦瘤所引發的後遺症。

(5)顏面神經麻痺。

(6)手麻、手無力。

(7)腕隧道症候群。

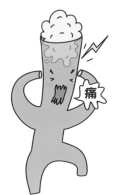

2. 骨骼關節疾病

(1)長期姿勢不正確。

(2)常常需要提重物所引起的頸部、腰部或膝關節的退化性關節炎。

(3)坐骨神經痛。

(4)骨折後的肌肉無力、關節攣縮。

(5)痛風關節炎。

(6)脊椎側彎。

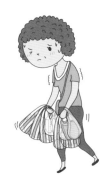

(7)人工關節置換所引發的後遺症。

(8)其他關節疾病及其後遺症等。

3. 軟組織傷害

(1)肌肉韌帶拉傷、扭傷。

(2)肌腱炎。

(3)五十肩。

(4)網球肘。

(5)媽媽手。

(6)電腦族或需長時間維持某一姿勢而引發的頸部和上背部筋膜炎。

(7)愛爬山、愛走路、愛慢跑所引起的足底肌膜炎。

(8)先天性斜頸。

4. 無法自行判斷是否需要動手術而想詢醫師意見的疾病

復健科使用的治療方法

　　復健科的治療方法有很多種類，醫師會按照不同的診斷而有不同的處置方式，基本的方法大致可分成物理治療、藥物治療。

1. 物理治療：冷（熱）敷、紅外線、低能雷射、石蠟浴、超音波、

磁場治療、短波、牽引、循環治療、向量干擾、微波、水療、電刺激、傾斜台訓練、被動性關節運動、牽拉運動、運動治療、肌力訓練、耐力訓練、顏面按摩、關節鬆動術、姿態訓練、平衡訓練、義肢訓練、等速肌力訓練、行走訓練、促進技術等。

2. **藥物治療：**如果病情嚴重或疼痛難耐，有時也可能會同時合併使用「非類固醇抗炎藥物」。它是一種非抗生素的消炎藥，不只能夠止痛，而且還具有一定程度的抑制發炎效果，所以一定要配合病情才會使用。

　　復健科的醫師除了用上述兩種方法來治療病人，通常也會要求病人在日常生活中做些習慣上的改變，例如：不要長時間維持同一種動作、要經常做伸展運動來舒活筋骨、要隨時注意保持良好的姿勢等等，唯有多管齊下，才能讓病痛痊癒。

復健科與骨科的差別到底在哪？

　　「找骨科，一定就要開刀吧？」「不想開刀的話，只好找復健科嗎？」想必這是很多人的疑問，沒錯，復健科和骨科最大的差別就是一個不動刀，一個則可以動刀。除此之外，復健科和骨科到底還有什麼不同？

治療範圍不同

　　前面說過復健科主要治療的範圍非常廣，只要跟骨骼、肌

肉、神經相關的問題都可以找復健科；而骨科主要是針對骨骼肌肉系統的疾病做治療，範圍比較專。骨科常見的疾病包括：肢體及關節脫臼、骨折、骨髓炎、關節炎、脊椎側彎、脊椎傷害及病變、肌腱及韌帶斷裂等各種骨骼肌肉系統的問題。

治療的方法不同

如果只是單純的肌肉痠痛，沒有明顯的骨骼外觀異常，不管復健科或骨科都可以做治療，只不過在治療方法上，兩科著重的點和手法不同。骨科醫師通常會以解除或減輕病患疼痛為第一要務，所以一般都會給予藥物（止痛藥或消炎藥）或是部分的復健動作。而復健科醫師則採取儘量不使用藥物的方法，多採用物理治療，讓疼痛舒緩，例如：冷（熱）敷、電療、牽拉運動等。

雖然兩科有差別，但是它們不會「水火不容」或是「互搶生意」，反而是相輔相成。當骨科醫師診斷病患不必開刀，症狀沒有嚴重到需要立即處理，可以利用長時間的復健來改善時，就會

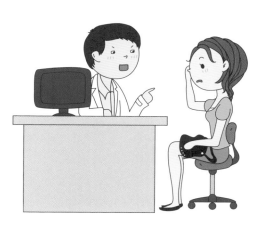

把病患轉介到復健科。同樣的，如果復健科的醫師在治療一段時間後，評估病患的狀況並沒有改善，無法只靠復健或物理治療來解決時，也會將病患轉介給骨科。

Part 2

快速解除
肩頸痠痛的方法

您的身體是否每天都感到
輕鬆、健康呢？還是經常
被疲倦、頭痛、肩頸僵硬
痠等不舒服的症狀所困
擾？如果是後者，那麼不
妨試試看以下這些方法，
相信可以大幅減輕您的不
適感。

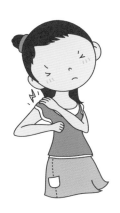

推拿

推拿是人類最古老的療法，遠古人類就懂得以摩擦生熱來溫暖身體，用撫摸、按壓來減輕或消除病痛，並運用砭石來進行保健和醫療。這種傳統的治療方法具有操作簡便、易於掌握、副作用少、療效好的特點，自古至今都深受世人喜愛，治療的範圍從簡單的按壓止痛，到現在的頸椎疾病、椎間盤突出、肩周炎、四肢關節軟組織損傷或脫位等。在患者皮膚肌肉的點、線、面上進行推拿，可以疏通經絡、舒緩關節、促進氣血運行，以達到調整五臟六腑的功能和治癒病痛的目的。

什麼是推拿？

所謂的「推拿」就是推拿師用自己的手或上肢，在患者的穴位或身體部位，進行治病或是保健的一種醫療方法，屬於民俗療法的一種，一般常用的有：推、拿、按、摩、掐、滾搖、揉、搓等幾個手法。

從臨床上來看，推拿的確對許多症狀都有療效，它能改善肌肉、筋腱和韌帶的機能，使原本活動受限的肢體逐漸恢復而能靈活動作。如果只推拿某一部位時，通常可以連帶影響周圍肌肉群進行收縮活動，這是肌肉筋腱活動力增強的最佳證明，所以推拿

能改變肌肉鬆弛等現象，促進正常生理功能和運動機能的恢復。

　　此外，推拿也具有緩解疼痛的功能，因為透過推拿可以改善原本因寒邪入侵而導致氣血受阻、經絡塞滯的情形，當氣血可以正常運行，就能夠產生溫熱，將寒邪驅散，達到出汗止痛的治療效果。推拿和穴位按摩最大的不同，是穴位按摩可以隨時隨地、自己操作，但是推拿則必須到中醫院或由具有專業執照的推拿師來執行。

推拿的禁忌

　　前面說過，推拿是利用許多不同的手法以達到舒經活絡的目的，雖然它的療效受到很高評價，但仍然有些症狀下是絕對不能進行推拿的。

1. 患病已久、患者身體虛弱時，禁不起最輕微的推拿、按壓，如果執意進行推拿，勢必會出現暈眩、休克的狀況。

2. 有傳染性或潰爛性的皮膚病時，也不適合推拿，例如：疔瘡、開放性創傷。如果是輕微的或是局部性的皮膚病，則不受限制。

3. 懷孕五個月以下或有懷孕徵兆、產後惡露未排乾淨（子宮還未復原）、生理期，上述這些情形下，都不可以對下腹部進行推拿，以免發生流產或大出血。

4. 極度疲累、酒醉的狀態下，不適合推拿。

5. 燒燙傷的部位不適合推拿。

6. 急性傳染病、各種腫瘤和其他病情嚴重的患者，都不適合做推拿。

整脊

「整脊」是大家一般的俗稱，在西醫學上的正式名稱為「脊骨矯治」或是「脊骨神經醫學」。是藉由增加脊椎的關節活動度，促成神經系統重整，達到止痛、肌肉鬆弛等療效，因此對於神經骨骼系統的疾病最有效，尤其是疼痛症狀的緩解，例如：落枕、椎間盤突出、頸神經壓迫……等。至於其他系統的疾病，整脊只能讓自主神經系統調整，間接緩解症狀，但無法根治。

什麼是整脊？

整脊依據的是「平衡」原理，因為骨骼、關節錯位或肌肉不平衡所引起的椎間盤突出、坐骨神經痛、脊椎滑脫等身體結構失衡的症狀，在不打針、不吃藥、不開刀的前提下，治療者採用適合的手法去調整、矯正偏移、不平衡的骨骼、關節和肌肉，在自然、輕鬆及無痛的情況下，迅速將脊椎矯正，讓脊椎神經得以舒解，使身體恢復無痛狀態和最大的活動度。

由於整脊不必打針、吃藥，再加上效果顯著，因此在西方國家早已是一門蓬勃發展的專科，歐美等數十個國家不但有專業的整脊醫院，還有經過國家認證的專業人員為病人進行各種整脊治療。

施行整脊的醫療人員必須經過完整的專業訓練，對解剖學、神經學
都必須具備一定的知識，因此整脊治療是高度專業的醫療技術。

　　反觀台灣，雖然「整脊」近幾年來一直是坊間的流行話題，
但它卻不是台灣主流醫療體系所提供的治療方法，台灣的醫學院
裡也沒有「整脊」的相關課程，目前所謂的整骨師雖然都標榜擁
有證照，但其實都只是民間相關協會所認證的而已，與經過國家
考試所核發的醫事人員證照完全不同，因此要找到一位真正專業
的整脊醫師只好完全靠自己多收集資料來判斷了。

整脊和推拿有什麼不同？

整脊和推拿最大的差異在於「作用的位置」，整脊的手法是直接作
用在脊椎及中樞神經，透過調整脊椎的角度和相對位置，來減少對
身體的壓迫。推拿則是作用在四肢、肩頸、腰背的肌肉，來放鬆緊
繃的肌肉。因此，推拿僅會施力在人體表淺的肌肉層次，整脊則是
在脊椎、骨頭施力，手法若不當，很容易造成中樞神經的損傷，要
特別小心喔。

整脊安全嗎？

　　由於和脊椎有關，因此很多人不禁會擔心整脊是否安全？其
實，只要是受過正規訓練的專業醫師所做的整脊都是安全的，然
而，由於台灣目前的主流醫療體系還沒有這部分，而且也沒有法
規來規範這種治療，因此濫竽充數的
情形也就屢見不鮮，相對使得目前台

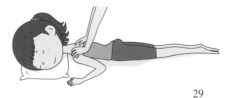

灣的整脊是存在著危險性，民眾的就醫安全是缺乏保障的。

　　正常的程序下，在整脊前一定會先照 X 光，並做安全測試檢查，排除不適合整脊的狀況，以提升整脊的安全性。一般來說，由受過專業訓練並有豐富操作經驗的醫師，來執行的整脊是安全無虞的，不過有些人在整脊後會出現痠痛現象，這是因為經過調整後，原先在錯誤姿勢下一直沒有機會用力的肌肉，現在要開始出力來維持正確姿勢，一時間難以適應，所以容易疲勞和痠痛，這些痠痛現象通常只會持續三至七天左右。

整脊的禁忌

　　整脊的療效顯著又迅速，但是如果有下列這些狀況時，絕對不能接受整脊，因為不但沒有療效，反而很容易造成中風、四肢或下肢癱瘓的後遺症。

1. 椎底動脈血液循環不良，當頸部向後伸展或向左右旋轉時會有暈眩、噁心、嘔吐、複視等現象。
2. 腹部主動脈瘤。
3. 骨骼腫瘤。
4. 骨骼感染（細菌性或結核性）。
5. 急性外傷、骨折合併不穩定性脊椎。
6. 發炎性關節炎急性期（例如：類風溼性關節炎）。
7. 馬尾症候群或進行性肌肉無力。
8. 嚴重的骨質疏鬆症。

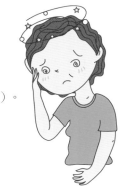

冷、熱敷

冷敷和熱敷有什麼不同？

　　冷敷和熱敷都是相當常用的物理療法，但是作用卻截然不同。冷敷會讓身體溫度開始降低，造成血管逐漸收縮、代謝速度變慢，以達到減輕疼痛或抑制發炎的效果。熱敷則會讓體溫升高、血管放鬆、代謝速度加快並促進循環，可以提升自癒的能力。所以，扭傷、發炎、肌肉痙攣急性期時要用冷敷；關節炎、頸部痠痛、背痛、肌肉痠痛慢性期時要用熱敷。

　　很多書上都是教大家用時間來分辨冷、熱敷使用的時機，例如：二十四小時內用冷敷，四十八小時以後用熱敷。其實，正確的方式應該是要依受傷和復原的情況而定，最簡單的判斷方法就是：如果仍有紅、腫、熱、痛的現象，繼續用冷敷；如果是慢性的痠痛，就可以使用熱敷了。

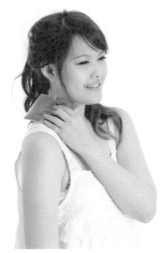

冷、熱敷時要注意的事項

　　不管是冷敷或熱敷，一定要注意不要凍傷或燙傷，使用冰袋或暖水袋時，最好都先用毛巾包裹起來，避免直接接觸皮膚，以免造成額外的傷害。如果是使用熱敷包，最好也是用毛巾包裹，並適時翻開檢查、散熱，避免被灼傷。

　　冷敷與熱敷的時間大約二十至三十分鐘就會有不錯的效果，脂肪較少的部位，最好不要使用太久，例如：手肘、腳踝。冷敷可以收縮血管、減輕疼痛，因此受傷後越早冷敷越好；熱敷主要作用是促進血液循環，但是必須特別注意使用的時機，以免適得其反。

肌肉伸展

　　運動伸展其實是治療、舒緩痠痛非常有效的方式之一，尤其是長期的慢性痠痛。痠痛的主要原因之一，就是肌肉緊繃，伸展運動能有效地放鬆肌肉，進而讓痠痛大為減輕。不過，在伸展時要注意，動作只要做到不疼痛就好，千萬不可以動作過大，或是急躁、勉強，這樣反而會適得其反。

　　以下是幾個簡單的肩頸痠痛肌肉伸展操，每天撥出十分鐘的時間，舒緩肩頸肌肉、活絡筋骨，如此痠痛痼疾便會遠離你。

動一動

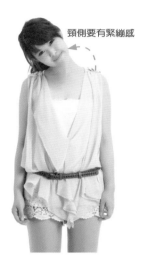

頸側要有緊繃感

1 頸部關節運動

將頭慢慢往右側傾斜，讓右耳貼近右肩，感覺到左側頸部被拉緊。停留五秒鐘，重複三至五次，之後左側也做相同的動作。

2 聳肩運動

雙肩往上聳起，停留一秒，接著往後上方移，停留一秒，再往後下方移，停留一秒，然後回到休息的位置。重複三至五次，之後反方向做相同的動作。

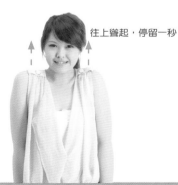

往上聳起，停留一秒

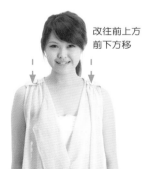

改往前上方
前下方移

動一動

3 前胸後背拉筋

雙手合十，前臂及手肘夾緊向上升，感覺外側肩及後背肩胛骨間的肌肉被拉緊。停留五秒鐘，重複三至五次。

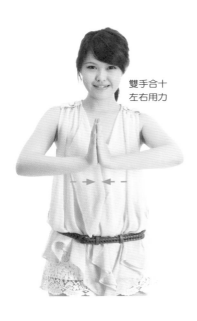

雙手合十
左右用力

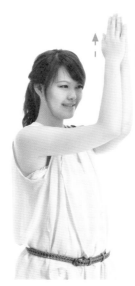

手肘夾緊
往上提升

藥物

　　治療疼痛的方法很多，最有效也是最常用的就是吃止痛藥。在骨科或復健科裡，的確有許多情況是必須使用止痛藥來處理的，例如：受傷引起的肌肉發炎、肌腱發炎、退化性關節炎……等。抑制發炎、減輕疼痛是醫師面對這些症狀的病人時所必須採取的第一步驟，所以開止痛藥有其合理的必要性。

　　我們一般常用的止痛藥，多是「非類固醇消炎藥」，主要作用是抑制發炎，同時兼具止痛效果。不過，一般人都誤以為止痛才是它的主要作用，疼痛時會吃它來止痛，但是一旦停止服用後，又會開始疼痛，如此不斷循環，根本是治標不治本。況且雖然止痛藥可以快速緩解疼痛，卻有副作用，一般最常見的副作用就是對腸胃道的傷害，嚴重的甚至還可能造成腎臟的負擔，因此，對於止痛藥的使用必須謹慎。再者，長期使用止痛藥，會讓身體對止痛藥產生抗藥性，藥效會漸漸消失，此時就必須增加使用量或是更換別種止痛藥，如此長期下來，最後很可能變成任何止痛藥都起不了作用。

　　在台灣，止痛藥取得非常容易，因此會讓有些人寧願依賴止痛藥而不願意採取其他比較費時或速度緩慢的療法。其實，大部分的肩頸痠痛都可以透過各種物理治療來改善，除非是經由復健科或骨科醫師診斷後認為有必要使用止痛藥，否則，還是與止痛藥保持距離會比較好。

「痠痛貼布」真的是痠痛的好友嗎？

很多人對於身體部位的痠痛，第一時間的做法都是找塊「痠痛貼布」來貼上，這是一種最安全也最具心理安慰作用的方法。曾經有人做過調查，台灣每年用掉的痠痛貼布高達四億片之多，由此顯示台灣人身體部分痠痛的比率非常高，同時也透露出痠痛貼布在痠痛自療裡佔了很重的分量。

市面上的痠痛貼布很多，最普遍的就是青色藥布，號稱是「祖傳」青草膏，各大夜市都看得到，非常便宜，不過通常只是一塊綠色不織布加上一層薄荷膏，只有清涼的舒適感，並沒有消炎止痛的效果。而中醫診所裡普遍使用的是黑色藥布，主要是由川烏和草烏等數種中藥材調製而成，屬於古方裡的「解凝膏」或「萬應膏」，止痛能力很強，但對皮膚的刺激性也強，所以不適合貼太久。

而在坊間西藥局裡販賣的痠痛貼布品項繁多，各自標榜著不同的療效和特殊成分，總體來說，這些痠痛貼布的成分大多以薄荷、冬青油、辣椒素、樟腦、中藥、甲基水楊酸、非類固醇消炎

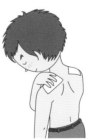

止痛藥等為主，每家廠商的配方不同，添加的成分也不同，不過共同點都是可以給人清涼、些微麻痺的感覺，並有消炎止痛的效果。

不管是哪一種痠痛貼布，它的成分大多含有刺激性藥物，藉由刺激皮膚造成清涼感以達到消炎止痛的作用，但是由於中藥裡的消炎藥物通常對皮膚都有很強的刺激性，因此很容易引發皮膚過敏。所以貼痠痛貼布時，要注意以下這幾點：

1. **貼的時間不要超過六小時**，如果這當中有皮膚發癢的情形，應該要立即撕下來，以免發疱。即使要換另一片，也要間隔一段時間，不要剛撕下舊的，又立刻貼上新的，要讓皮膚有呼吸的空檔，不要一直刺激它。

2. **不要太依賴痠痛貼布而延誤治療時機**，不管是痠痛貼布或藥膏，都只是緩解疼痛而已，並沒有治療的功用，如果貼了一段時間，痠痛狀況還是沒有改善，就應該立即就醫，由專業醫生來檢查和治療。

3. **不要一次使用太大量**，雖然它是外用，但是一次使用太大量，身體還是可能會因為吸收太多藥物而產生副作

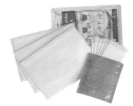

用，所以千萬不要以為貼滿整隻手或整條腿會好得比較快，小心可能會適得其反。

4. **慎選痠痛貼布，弄清楚自己所使用的貼布究竟含有哪些成分。** 因為痠痛貼布的種類繁多，而且又不必有醫師的處方箋就可以輕易買到，因此在買之前要把貼布的成分看清楚，以免貼布含有會造成自己過敏的成分而不自知。貼上後，只要有發癢、紅腫、疼痛等不舒服的狀況時，就要馬上撕下來，不要再使用。

痠痛貼布只是「治標不治本」，僅有止痛作用，並沒有療效，貼布上的藥物會經皮下微血管吸收而進入人體內，如果是長期的痠痛，應該到醫院徹底檢查，而不是只依賴痠痛貼布。再者，長期使用痠痛貼布，人體等於長期吸收這些藥物，應該要定期檢查肝、腎這兩個解毒器官的功能，避免發生令人遺憾的後遺症。

Part 3

肩頸痠痛的
穴位按摩

中醫穴位按摩可即時舒緩痠痛，不但有效，而且方便簡單。而且，中醫有句話說：「通則不痛，痛則不通。」治療痠痛症狀，透過刺激穴位所帶來的痠、脹、麻、痛等感覺，都是經絡、血管與神經所發生的綜合反應，可以判斷出身體是否健康。

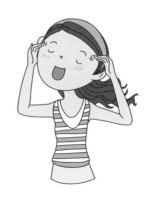

人體穴位與五臟六腑

　　穴位是人體經絡間的聯繫點，在中醫學理中，它是人體氣血所留駐的地方，也是病邪入侵身體的主要孔道，同時也是疾病、疼痛的反應點，更是中醫治療疾病時所擷取的重點部位。人體共有三百六十一處穴位，大部分左右對應。

　　中國醫學認為人體是大自然的一部分，一直存在中醫學裡的「陰陽五行」自然觀認為人體的現象和自然界的現象間互相具有密切的關係，而穴位按摩的理論就是從自然法則中衍生出來的。

　　人體的五臟六腑是生命活動的根源，經穴則是擔任能量提供、循環運作的角色。因此身體一旦發生異常，身體能量循環就會受阻，此時透過穴位按摩來刺激滯留的部位，以達到治療的效果。

　　利用按摩遍布全身的「穴道」來調整身體狀況、維持健康，這就是所謂的「穴位按摩」，它是自古以來就流傳在中國醫學裡的一種有效療法，是以中醫學的經絡臟腑理論為基礎，根據不同症狀，在特定的經絡或穴位上，以手指或手掌進行刺激，以達到疏通氣血、治療疾病或保健身體的目的。

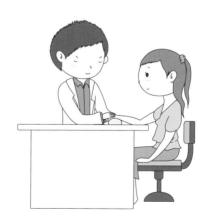

認識穴位按摩

穴位按摩能促進身體的生理效能、調節人體的免疫機能、提高自然的抗病力，同時還可以強化身體肌肉、神經、關節等系統，並促進體內血液及淋巴循環系統的正常化。此外，也可以藉由穴位按摩來了解自己的身體狀況。

最重要的是，人體的穴位遍布全身，不但容易施行，而且不會有太大的副作用，屬於安全性較高的自我保健方法。

如何快速找到穴位？

按摩前，先找到正確的穴位，才能達到事半功倍的效果。不過，對於剛剛接觸穴位按摩的人而言，要找出正確的穴位可沒那麼容易。還好只要利用一些小技巧，找到正確穴位其實也沒有想像中的那麼困難。

用手指寬度當尺來測量距離

這是最簡單、最易學的方法，以自己的手指寬度做為測量單位，大拇指的寬度約一寸，食指、中指兩根手指合起來是一.五寸，三根手指是二寸，四根手指是三寸（又稱一夫）。

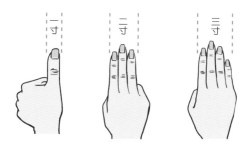

用手觸摸皮膚

　　用手指指腹或手掌輕輕觸摸皮膚，在皮膚健康的狀態下，穴道的位置應該會展現出光澤和張力；但是如果是身體狀況不好，循環變差時，摸到皮膚粗糙、乾燥，或有尖刺、硬結，表面顏色泛青或泛紅，那可能就是穴道所在。

抓捏

　　用兩根手指抓捏覺得異常的皮膚部位，也可以揉一揉，如果會有痠脹感，就是穴道了。

按壓

　　在抓捏會感到痠脹的地方，用拇指或食指指腹輕輕按壓，如果皮膚下感到硬硬的，而且雖然會痠脹，但卻覺得很舒服時，就是穴道。

用眼睛目視身體部位

　　人體的穴位一般位於體表凹陷處和高凸處，因此可以用眼睛

目視身體一些容易辨別，不會受活動影響的部位來找尋穴位，例如：太陽穴位於眼尾和眉尾中間的凹陷處、印堂穴位於雙眉的正中央。

穴位按摩的方法

找到正確穴位後，接著就要用有效的方法來進行穴位按摩，下列是常用的幾個手法，可以依個人喜好挑選自己喜歡的方式：

按壓

這是最常用也最簡單的方法，可以分別利用手指、手掌、手肘來進行。

1. **手指**：五根手指中，最容易施力的就是大拇指，用大拇指指腹在穴位上做按壓。
2. **手掌**：將手指併攏，用手掌根部按壓穴位，也可以將兩手交疊來進行。
3. **手肘**：將手肘彎曲，利用肘尖對穴位按壓。由於這個方法的力道比較大，對穴位的刺激相對也大，較適合用在肌肉肥厚處、體型肥胖或神經反應不靈敏者的身上。

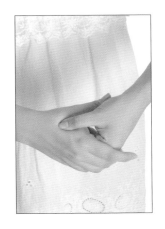

捏拿法

用大拇指和食指把皮膚和肌肉一起抓起來，這稱為「**捏法**」；而用手指的指端像是要抓起東西一樣，稍微用力提起肌肉，則稱為「**拿法**」。這兩種方法經常用在頸部、肩部和四肢的按摩。

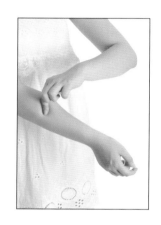

敲打法

敲打穴道和周邊的肌肉，這是給予適度刺激的方法，可以用手掌小魚際處來進行（也就是小指外側下方的肌肉）。

1. **手掌**：手指略微彎曲，用虛掌和手掌小魚際敲擊穴位。
2. **拳頭**：手握空拳，輕輕如韻律般敲打穴位。（也可找一些不甚尖銳的器具，來代替手指，例如筆管。）

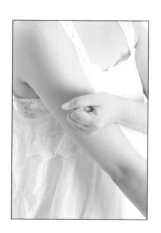

這兩種手法都要以身體感到舒適的強度來進行，千萬不要有「敲越用力越痛才有效」的觀念，否則很容易適得其反，嚴重者還可能造成傷害。

穴位按摩前要注意的事

雖然穴位按摩的安全性高，但要注意在某些特殊情況之下，並不適合做穴位按摩，也要特別注意一些事項，如此才能真正得到保健的效果。

按摩的力道該如何拿捏？

大多數的人很容易對穴位按摩產生誤解，以為「越用力越好」，或是「越痛越有效」，這些都是錯誤的觀念。關於穴位按摩的力道和頻率，一般來說，每個穴位點上用三至五公斤的力量來按最有效果，可以利用體重計來確認三至五公斤究竟需要多大的力。每次按壓的時間，大約持續三至五秒，每個穴位平均按壓四至五次即可。

在按摩的過程中，會有痠、麻、脹等感覺，這些都是正常的反應。按摩的手法以持久、均勻、柔和為主，按壓的力道和次數以身心感到舒適為原則，千萬不要按壓到造成組織傷害，那是非常危險的。

按摩的時間要多久才算有效？

穴位按摩刺激的時間其實是根據個人的情形而不同，通常按壓的時間大部分都在十分鐘左右，但會依照實際情況而有增減。比較輕的症狀，大約三至五分鐘就足夠了，嚴重一點的大約五至

十分鐘，也有些人會按到十五分鐘之久。若是已經按摩到皮膚產生紅腫，千萬不要再繼續按下去，要以自我感覺舒服為原則。

有對稱的穴位時，只按一邊可以嗎？

身體有許多穴位雖然是對稱的，但是否得兩邊都按或只需一邊即可，要看情況而定。一般可以只按一邊，或是按疾病處的對側邊，或是上病取下、下病取上。

需要用按摩油或精油來輔助嗎？

穴位按摩是否要使用按摩油或精油來輔助，完全依照個人喜好而定，沒有統一的標準。不過，有些精油對於舒緩身體痠痛有不錯的效果，的確可以一併使用，例如：迷迭香、尤加利精油可以舒緩肩頸痠痛，迷迭香還可以舒緩落枕，百里香、肉桂葉、薄荷精油對舒緩落枕也很有效。若要使用輔助的按摩油，白花油、凡士林或乳液等，都是不錯的選擇。

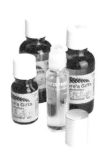

穴位按摩的禁忌

和一般的治療比起來，穴位按摩雖然較為安全，但也不是任何時候都適合做穴位按摩，一旦有下列所述的這些狀況時，千萬

不要進行穴位按摩，免得造成更大的傷害。

1. **有出血狀況時**：如果有服用抗凝血劑或容易出血的現象，一定要避免力道較大的穴位按摩。

2. **局部感染或發炎時**：按摩的部位如果有局部紅、腫、熱、痛的感染或發炎現象時，應該要避免按摩這些部位。

3. **過度虛弱時**：穴位按摩的刺激雖然比針灸小，但是如果過度虛弱，仍然很容易導致反應激烈的狀況，嚴重時，甚至會昏迷，所以應該特別注意。

4. **飯後半小時內**：剛吃完飯，人體的血液集中在腸胃，此時若進行穴位按摩，會讓腹部的血液流往別處，容易造成消化不良。

5. **飢餓或疲累時**：剛吃飽時不要按摩穴道，飢餓時也不要按摩穴道，因為人體在飢餓的狀況下，體內的血糖較低，按摩反而會讓能量耗損更嚴重，疲累時也一樣。

6. **喝酒後**：酒後按摩穴位，容易引發嘔吐等不適的症狀。

7. **發燒時**：穴位按摩是對身體的一種強烈刺激，發高燒時還進行穴位按摩只會讓病情更加嚴重。

8. **有系統性疾病時**：如果全身性發炎或有自體免疫系統的疾病，要按摩時必須特別注意，最好都經過醫療人員指導再開始進行，以免對身體造成更大的傷害。

可以輔助穴位按摩的小工具

　　除了用自己的雙手外，也可以利用一些隨手容易取得的小工具來輔助，讓穴位按摩的效果更加倍。

　　各種筆：筆是最方便、最容易取得工具，適合用在身體面積較小的部位，例如：手掌或腳底。可以用筆蓋前端，也可以用筆桿，不過有些筆的筆蓋前端太尖銳，容易刺激皮膚，最好避免使用，盡量用圓滑的那一端。

　　梳子或刷子：穴位按摩不是只有按壓，也可以用摩擦的方式給予刺激，髮梳或牙刷就是很好的輔助工具，可以用它們來摩擦穴道，促進血液循環。

　　牙籤：將大約二十至三十根的牙籤用橡皮筋捆成一束，可以用來刺激較硬或是角質化的穴位。不過，要避免尖銳的部分對皮膚造成傷害。

　　米粒：將生的米粒用 ok 繃或透氣膠帶黏在穴位上，就能夠達到持續刺激穴位的效果。而且由於這種刺激非常溫和，所以長時間黏貼也不會造成傷害，常使用於耳穴上。

　　吹風機：用吹風機的溫風在疼痛或肩膀僵硬的部位吹拂，微弱的溫風可以促進血液循環，效果和按摩一樣。不過，要小心使用時間和距離，以避免燙傷。

　　蓮蓬頭：蓮蓬頭的水壓也具有按摩效果，可以用來刺激手較難按壓到的部位，利用洗澡時順便按摩，一舉兩得，非常方便。

肩頸痠痛一定要知道的穴位

　　人體的穴位有三百多個，一般人要全部學會並不容易，但有些穴位如果我們知道了，除了可以輕鬆解決現代生活中常出現的擾人症狀，有效緩解不適，常按它還可以達到預防保健的效果。

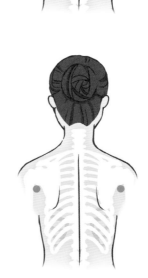

膏肓穴

功用：減輕疼痛並緩和肩膀動作。

主治：肩頸肌肉僵硬、痠痛。

穴位：位於背骨第四肋骨和第五肋骨間，貼近肩胛骨的內側。

手法：身體放鬆坐好，請他人代勞用手指彈撥膏肓穴，或是用拇指垂直按壓膏肓穴。

肩貞穴

功用：減輕疼痛並緩和肩膀動作。

主治：肩膀痠痛、五十肩、肩部疾病。

穴位：手臂下垂，腋後紋頭上二橫指寬處。

手法：用拇指指腹按壓肩貞穴，力道以有痠脹感為適中，反覆按壓十至十五次，也可以做圓圈狀揉按。

風池穴

功用： 促進脖子肌肉血液循環。

主治： 頭痛、頭重腳輕、眼睛疲
勞、頸部痠痛、落枕、失
眠、宿醉。

穴位： 位於頭部後方，頭部中線近
髮際處，以水平往兩旁摸到
大肌肉凹陷處。

手法： 身體放鬆坐好，兩手手掌貼
在後腦勺上，五指張開，
兩手拇指落在兩側的風池
穴上，用指腹按壓約五秒鐘後放開，之後再重複按壓的動
作，反覆約做十至十五次。

天柱穴

功用： 促進脖子肌肉血液循環。

主治： 頭痛、頭重腳輕、眼睛疲
勞、頸部痠痛、落枕、失
眠、宿醉。

穴位： 位於後面頭骨的正下方凹陷
處，也就是脖子後面，髮際
中央骨頭凹陷的左右肌肉外
側，距中線一‧三寸處，約
二橫指半。

手法： 身體放鬆坐好，兩手手掌貼
在後腦勺上，五指張開，
兩手拇指落在兩側的天柱穴
上，用指腹按壓約五秒鐘後
放開，之後再重複按壓的動作，反覆約做十至十五次。

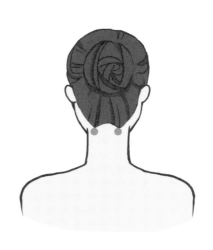

肩井穴

功用：減輕脖子疼痛。

主治：肩膀痠痛、頭痛、頭重腳輕、
眼睛疲勞、耳鳴、肩背疼痛、
落枕。

穴位：肩膀上方，頸椎和肩峰端連線
的中點處，按壓有極痠脹感即
是。

手法：身體放鬆坐好，同時用拇指、
食指、中指以「拿提」的姿勢
按壓肩井穴，反覆約做十至
十五次。施行時，用左手拿提
右肩，右手拿提左肩，拇指在
前，食指和中指在後，亦可請人代勞。

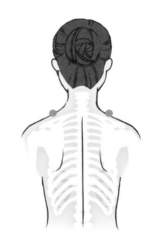

天宗穴

功用：減輕疼痛並緩和肩膀動作。

主治：肩膀痠痛、五十肩、肩部疾病。

穴位：位於肩胛骨的正中央。肩胛下角
和肩胛棘連線上三分之一處，按
之痠脹。

手法：身體放鬆，上半身保持直立，手
掌搭在對側的肩膀上，自然下垂
讓手指貼住背部，用食和中指指
腹揉按天宗穴，反覆按壓五至十
次。

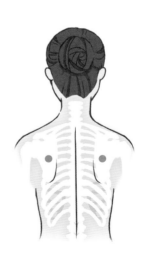

臑俞穴

功用：減輕肩臂疼痛。

主治：肩背疼痛。

穴位：位於後肩部，當手臂自然垂下，腋後紋頭直上，肩胛棘下緣凹陷處。

手法：用拇指指腹按壓臑俞穴，力道以有痠脹感為適中，反覆按壓十至十五次，也可以做圓圈狀揉按。

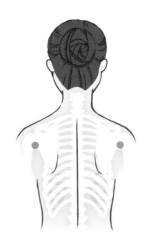

肩髃穴

功用：減輕疼痛並緩和肩膀動作。

主治：肩膀痠痛、五十肩、肩部疾病。

穴位：位於肩膀前端，當手臂向外或向前伸展時，肩峰前下方的凹陷處。

手法：將手搭在另一側的肩膀，四根手指張開，抓牢肩部，用大拇指揉按肩 穴。最好的方法是躺在床上，放鬆肩膀，請他人代為按壓此穴位三至五分鐘。

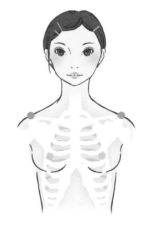

內關穴

功用：減輕頸部痠痛。

主治：頭痛、頸部痠痛、失眠、胃痛、
手痛、手麻、風溼痛、失眠、
頭暈、心悸。

穴位：手掌朝上彎曲手腕，用手指觸摸
腕關節附近的手臂中央，從腕
橫紋向手肘方向三指寬，於兩
條筋中間。

手法：用拇指垂直的按壓，每次按壓約
一至二秒後放鬆，再重複此動
作。按壓約十至十五分鐘，感
覺到症狀有改善即可停止。

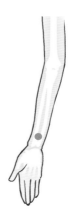

合谷穴

功用：消除疼痛、肩膀僵硬。

主治：可治一切顏面口鼻相關疾病和頭
痛、眼睛疲勞、肩頸肌肉僵硬痠
痛、牙痛、胃痛、生理痛。

穴位：位於大拇指與食指虎口處，在第
一掌骨與第二掌骨之間。

按摩手法：用拇指垂直按在合谷穴上，
以一壓一放的按壓方式，反覆揉
按約十至十五次。

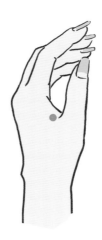

足三里穴

功用： 強健脾胃、調和氣血、消除疼痛。

主治： 肩頸肌肉僵硬痠痛、膝痛、腳部肌肉疼痛、胃痛、消化不良、便祕、下痢。

穴位： 位於脛骨外側，膝蓋外緣往下三指寬處，大骨旁。

手法： 坐在椅子上，四指併攏放在小腿外側，用拇指指腹按壓足三里穴。

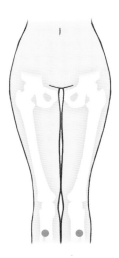

昆侖穴

功用： 消炎止痛。

主治： 肩頸肌肉僵硬痠痛、膝痛、腳部肌肉疼痛。

穴位： 位於腳踝外側，在外踝頂點與腳跟相連線的中間點。

手法： 坐在椅子上，將一腳放在另一腳的膝蓋上，用拇指的指腹按在昆侖穴上，反覆按壓持續約三至五分鐘。

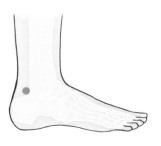

Part *4*

常見的
肩頸痠痛症狀

台灣有七成以上的人都曾
被肩頸痠痛的症狀困擾
過。其實生活繁忙的現代
人，尤其是上班族，不管
是工作、寫字或看電視，
都常保持同一個姿勢過
久，如此很難不痠痛上
身。本章將介紹最常見的
肩頸痠痛症狀，以及各種
對症治療方法，讓你能迅
速擺脫痠痛的困擾。

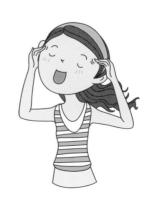

落枕

症狀

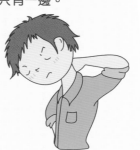

- 早上起床後發現頸部疼痛，而且通常只有一邊。
- 感覺頸部的各種動作都受到限制。
- 點頭、抬頭、左右轉動或彎曲時都會痛，嚴重時只能歪著頭，動作跟機器人一樣。
- 有時連喝水、講話、舉手等小動作，都會引發頸部疼痛。
- 少數還會有手麻發白的現象。

相信每個人都有過「落枕」的經驗，早晨一覺醒來，一邊的脖子突然非常痠痛、僵硬，無法自由轉動，而且一動馬上痛得令人受不了，著實讓人有種「它雖然不是大病，但痛起來卻要人命」的感覺吧！

落枕最明顯的症狀就是脖子極度痠痛，而且通常只會發生在單邊，使得頭部只能固定偏向疼痛的那一面，因而造成頸部僵硬、轉頭困難，同時也會伴隨著頸椎、肩、背等部位疼痛。而且由於是頸部的肌肉和神經受到壓迫，有時還會出現手臂痠麻的現象，更嚴重者甚至可能導致小關節發生錯位的狀況。

什麼是落枕？

究竟什麼是落枕呢？其實「落枕」是中醫和一般人的通俗說法，西醫的正式學名為「急性頸椎關節周圍炎（Acute fibrositis）」，是一種睡眠後出現的頸部僵硬疼痛，通常也稱它「頸部肌肉扭傷」。不管是哪種名稱，用簡單的白話來說，它就是有點像脖子「扭到了」，屬於肌肉急性痙攣和拉傷。

為什麼會落枕？

由於「落枕」幾乎都發生在早上起床後，再加上有個「枕」字，所以一般人直覺反應都認為它一定和枕頭或睡覺姿勢不良有關，沒錯，它們的確都是原因之一，但是，還有很多原因也都會造成落枕。

 造成的原因

- 長時間歪著頭工作。
- 工作太累。
- 躺著看電視。
- 在沙發上睡覺或趴睡。
- 枕頭不適合（太高、太軟、太硬）或不用枕頭。
- 氣溫變化，保暖不當。

中醫認為落枕是因為被風、寒、溼三種邪氣入侵所造成的，其實落枕是頸部的肌肉群為了防止其他組織受到進一步傷害，而形成的一種保護性措施。引發落枕的原因眾說紛云，大致上來說，可能的原因有下列幾種：

長時間歪著頭工作

造成落枕的原因多半和頸部的肌肉長時間處於壓力之下有關，脖子上的肌肉控制著整個脖子的轉動，並幫助維持頭部的姿勢，若是長期間使用同一種姿勢工作，沒有適時運動或是變化姿勢來放鬆肌肉，就很容易因為累積過度的壓力而引起肌肉發炎。

工作太累

若是平時已經造成的發炎症狀可能很輕微，一時間還不會讓人感到疼痛難耐，因此很少有人會去注意。然而，白天工作太累通常會使得夜晚的睡眠過於深沉，此時的身體自然而然會長時間保持同一種睡姿，無法反射性的做出翻身動作以變換姿勢，以致於造成頸部肌肉長期間伸展。白天和晚上都讓頸部的肌肉不斷的受到傷害，長期下來，當然就引發疼痛。但是，因為症狀大多發生在清晨睡醒時，故一般人都認為可能是枕頭不好，或睡姿不良所引起的，但其實最主要的肌肉傷害，平常早就不斷累積了。

躺著看電視

越來越多的人會在臥室裡安裝電視，辛苦工作了一天，回到家後躺在床上看電視，多麼舒服的放鬆方式啊！尤其是寒冷的冬天，窩在棉被裡看電視，多溫暖啊！

當我們躺著看電視時，整個脖子的彎曲是非常嚴重的，不管是對肌肉或頸椎，都會造成相當大的壓力。而且，一個節目最少都要一到二個小時才會結束，我們身體的活動變少，頸部又長時間處於不良的姿勢中，使得頸部的肌肉疲勞僵硬，一旦當頭部轉動時，由於肌肉的反應能力減弱了，很容易就引起發炎或扭傷。

在沙發上睡覺或趴睡

因為沙發有把手，寬度大約只跟一個成年人的身體差不多，當我們睡著後，一旦要翻身或改變姿勢，身體無法充分伸展，而且，我們自己也會下意識的防止摔下去，而使得肌肉處於緊張狀態，尤其是頸部肌肉不但無法獲得支撐，反而處於長期的彎曲狀態中，時間久了，自然就會引發頸部肌肉痙攣。而趴睡時，頭歪一邊，很容易讓頸部處於不正常的扭轉狀態中，一旦睡熟了，沒有變換姿勢紓解頸部的壓力，很容易就會發生落枕現象。

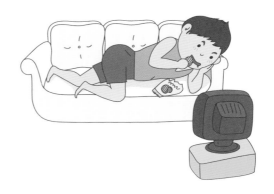

枕頭不適合

從人體的側面來看整個脊椎，它是呈現自然的 S 型曲線，在站立的狀況下，頸椎承受的壓力最小，但是，一旦平躺時，頸部就會呈現懸空的狀態，因此必須要有物體來支撐，否則很容易因為過度伸展而造成傷害，這也就是為什麼睡覺時要用枕頭的原因。

枕頭太高，會改變頸椎正常的彎曲，使得肌肉過度伸展、疲勞而產生痙攣、發炎。枕頭太硬，與頭的接觸面積小，會造成頸椎過度往前凸出，導致肩頸肌肉僵硬痠痛。枕頭太軟，無法保持固定高度，因此難以達到支撐頸部的功用。不用枕頭則會讓頸椎過度伸展，而造成肌肉疲勞、拉傷。

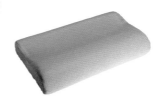

氣溫變化，保暖不當

秋冬的季節通常也是容易發生落枕的季節，因為天氣變冷，肌肉容易緊繃，而且天氣寒冷時，往往也睡得比較沉，翻身的動作減少，頸部就容易長時間維持在彎曲的姿勢，此時如果頸部再受寒，造成血管收縮而影響血液循環，導致頸部肌肉收縮痙攣，就很容易在第二天醒來時發生脖子無法轉動，甚至疼痛的的狀況。

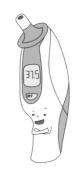

預防方法

　　落枕可說是長期的生活習慣不良或是姿勢不正確所導致的，因此要預防落枕還是得從日常生活中著手。

· 避免長時間維持同一個姿勢，每隔三十分鐘就稍微活動一下頸部。

· 利用片刻的空檔做些和緩的抬頭、低頭、左右轉頭動作，或是經常按摩、做健康操，藉此活動肩頸部。

· 隨時注意保持正確的姿勢，不要再躺著看書、看電視。

· 避免在車上、沙發等無法讓身體完全平躺的地方睡覺。

· 當感覺肩頸疲勞時，可以泡熱水澡，讓緊繃的肩頸肌肉放鬆。

· 儘量採仰睡或側睡的睡姿，避免趴睡。

· 選擇軟硬度和高度都適中的枕頭，最重要的是要能夠支撐頸部；而且枕頭應該也要墊在頸後，不是只墊在腦後。

· 冬天睡覺時要注意頸部的保暖，睡前可用熱毛巾敷脖子，避免讓頸部的肌肉因為受涼而容易變得僵硬；夏天則要避免冷氣直接吹到脖子。

· 養成早睡早起的習慣，不要過度操勞。

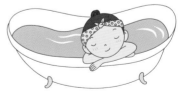

就醫

落枕通常不需要看醫生，大約三至四天後就會自然痊癒。但若真的疼痛不堪，建議還是找醫師診治。西醫通常會注射讓肌肉鬆弛的藥劑，或開立止痛藥、肌肉鬆弛劑等，有時也會採用電療、雷射等來減輕疼痛感。中醫的則是利用針灸的方式，刺激身體自然產生止痛的介質，以達到舒緩疼痛的目的。

由於落枕總是在毫無預警的情況下突然發生，而且一發生就是劇烈的疼痛，因此有時會誤以為自己是腦中風、血管栓塞或是骨折而驚嚇不已。不過，若是經常性的發生落枕現象，那麼

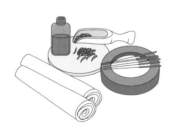

就必須注意肩胛、後背、前臂、手指等是否有發麻或脹痛的情形，如果有，很可能是頸椎退化的初期症狀，應該趕快就醫，避免延誤治療時機。

紓解痠痛 DIY

熱敷

一旦落枕了，千萬不要用力在痛處揉按，這樣做只會讓肌肉

更僵硬緊繃，最好的方法是「熱敷」，藉由這種方式讓肌肉緩解。

按摩

　　請人幫忙用手指輕按脖子，找出最痛的點，然後用拇指從那個地方開始慢慢按摩到肩背的位置，重複按二至三次。接著再用空心拳輕敲按摩的部分，同樣重複二至三次。這種作法可以鬆弛痙攣的肌肉並止痛。

其他小技巧

1. 拿吹風機用暖風吹脖子，如此可以促進經絡血液循環。
2. 將腳抬起來，把腳的大姆指扳開，慢慢的以順時針或逆時針方向按摩旋轉。左邊脖子痛，按摩左腳大姆指，右邊脖子痛，按摩右腳大姆指。
3. 洗澡時，用蓮蓬頭對著疼痛部位連續沖熱水幾分鐘，再輕輕按摩。

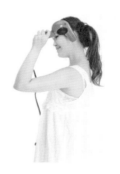

穴位按壓

　　如果無法進行熱敷，也找不到人可以幫忙進行前項所說的按摩，那麼不妨自己按壓下面所說的這幾個穴位，也可以達到消除疼痛、舒緩僵硬肌肉的效果。

落枕穴

功用：治療落枕的專用穴道。

穴位：位於食指和中指交接處再往
後約一指寬的凹陷處。

手法：用拇指或食指按壓落枕穴，
按到有痠痛的感覺時再持續
二至三分鐘。按壓的同時還
可以邊扭轉脖子，效果會更
明顯。

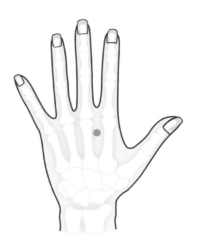

後谿穴

功用：減輕落枕的疼痛。

穴位：手掌向上握拳，在小指指尖
彎曲處的外側有一條明顯的
橫紋，位於橫紋的盡頭。

手法：用拇指指端揉按後谿穴，必
須按到有痠痛感才有效。

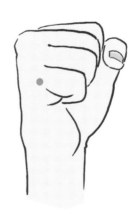

養老穴

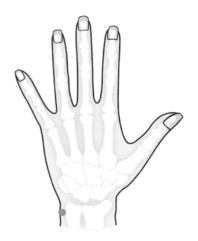

功用：減輕落枕的僵硬疼痛。

穴位：位於手背小指側骨頭凸起
　　　處，用手指壓可摸到裂
　　　縫。

手法：將掌心向下或朝向自己，
　　　用拇指或食指按壓養老
　　　穴。左邊落枕按右手，右
　　　邊落枕則按左手。

曲垣穴

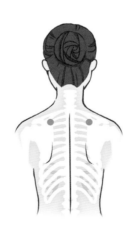

功用：減輕脖子疼痛。

穴位：位於肩胛骨上部，肩胛骨
　　　角內側。

手法：用食指和中指的指尖壓住
　　　曲垣穴，將手臂往前方
　　　拉。施力的同時若將手指
　　　稍微立起，效果會更好。

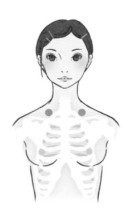

缺盆穴

功用：減輕脖子疼痛。

穴位：位於鎖骨正上方中央的凹陷處，
距身體中線四寸。

手法：將食指、中指、無名指併攏，用
指腹反覆按壓缺盆穴五至十次。
也可以用整個手掌按摩。

頰車穴

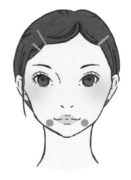

功用：舒緩頸部痙攣。

穴位：用力咬牙時，下巴會鼓起處就是
頰車穴。

手法：將拇指放在頰車穴上，以適當的
力量揉按，反覆五至十次。

* 用大拇指的指尖按壓，邊按
  壓邊轉動脖子。
* 力道由輕漸漸加重，就可以
  達到放鬆肌肉的效果。
* 轉右邊會痛，就壓左手背；
  轉左邊會痛，則壓右手背。
* 如果覺得自己的力道太小，
  也可以用原子筆蓋前端來協
  助。

動一動

落枕時，如果因為怕痛而不敢動，反而會使肩膀更僵硬，因此可做些小伸展，促進血液循環。不過，切記動作要緩慢，以免讓症狀更嚴重。

1 正坐於椅子上，兩眼向前平視。

2 頭往疼痛的方向慢慢轉動，一旦感到疼痛就停止，但是不要立刻將頭轉回來，而是保持相同姿勢數秒。

3 等疼痛的感覺降低後，繼續再往疼痛的方向轉。

4 不斷重複這個動作，當轉到最極限時，再把頭傾斜向下，接著仰起，藉此慢慢舒緩肌肉。

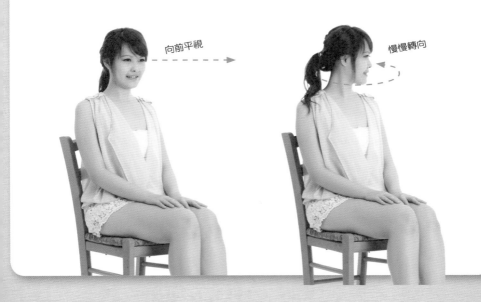

向前平視

慢慢轉向

五十肩

症狀

- 手剛舉起時還很順，但是再舉高一點就會感覺關節很緊、很痛，無法往上舉。
- 稍微動一下肩膀就覺得很痛，但痛感是在關節很深的地方，用手壓也壓不到。
- 感覺肩膀很重，移動肩膀很困難，活動受到限制。
- 嚴重時，連坐著都會覺得痛，而且會痛到睡不著。
- 肩膀肌肉削瘦。

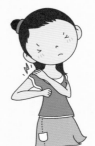

你是否曾經有過在睡夢中被痛醒的經驗？是否覺得自己的肩膀痠痛而且活動不良，手臂也舉不高？以上這些情形，都很可能是「五十肩」所引起的，而且它不只發生在五十歲以上的年長者身上，年輕人也有可能發生。

什麼是五十肩？

「五十肩」乍聽之下，應該是五十歲的人才會罹患的疾病，但是「五十肩」並非是五十歲人的專利，年輕人也可能會有這方面的困擾，只不過它最常發生在四十至六十歲的中年人身上，所以才被稱為「五十肩」。通常女性發生的機率會高於男性，但是並非每個五十歲以上的人肩膀疼痛，都是五十肩造成的。

五十肩是一種很常見的肩關節疾病，醫學上的正式名稱是「沾黏性關節囊炎」。它的症狀是漸進式的，剛開始可能只是覺得肩膀會不時的痠痛，還不致於影響生活起居，但是，只要天氣變換或身體過於疲累時，痠痛的現象就會特別嚴重。

幾個月後，肩膀疼痛的現象演變成是持續性的，痛的感覺甚至會如同被刀子割，而且肩部的活動也開始受到限制，只要動作超過某一個範圍，就會疼痛難耐。這種疼痛的情況，白天會略微趨緩，一到了晚上則會變得嚴重，因此常會在睡夢中痛醒，而且無法側睡，因為只要一碰到它就會痛，手臂都不知道應該用什麼姿勢擺放才好。

因為手臂的動作只要超過某一個範圍，就會痛得令人無法忍受，所以往往會因為怕痛而不敢動，長時間下來，肩關節變得非常僵硬，就像是被冰凍起來一樣，無法動彈，所以五十肩在醫學上又被稱為「冰凍肩」。

到了這個時期，雖然疼痛的感覺較和緩，但是肩關節的活動

範圍已經大大受到限制，手臂無法前後旋轉、無法向外展開、更無法舉高，故而使得再簡單不過的梳頭髮、穿脫衣服、拿餐具吃飯……等動作都顯得困難重重，對生活及工作更是造成極大的不便。

為什麼會有五十肩？

造成的原因

- 肩關節退化。
- 外傷。
- 肩關節活動太少。

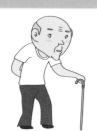

肩關節退化

五十歲左右的中年人，關節周圍組織很容易產生退化，因而引起肩膀疼痛，屬於自然老化現象。

外傷

年輕人罹患五十肩大多是外傷造成的，由於肩膀長時間重複某個動作，或是姿勢錯誤、用力不當等，使得肩關節周圍的韌帶拉傷、肌肉發炎或扭傷、骨折，之後若沒有適當治療，就會演變成五十肩。

肩關節活動太少

五十肩大多是因為缺乏運動所造成的，尤其是在受傷或手術後，因為怕痛而不敢活動，大約在兩週後就會變成五十肩。另外，長期臥病在床或腦中風的人，則會因為神經受損，使得手臂無力，因此肩關節活動減少，漸漸也變成五十肩的症狀，無法動彈。

除了上述三個原因外，現代人年紀輕輕也容易罹患五十肩的原因，是喜歡吃冰冷食物、飲料，又不運動，所以使得肩頸氣血循環不順，因而引發疼痛，時間一久，就容易產生關節發炎現象。

預防方法

· 隨時維持良好的姿勢，以減輕肩部肌肉的壓力。

· 提重物時，要衡量自己的能力，不要超出肌肉和肌腱所能負荷的範圍。

· 「多動」也是預防五十肩的方法之一，要建立運動的習慣，多做一些肩部運動，讓肩膀有正常的活動量。

· 運動時要注意避免肩部受傷，尤其是肩膀活動範圍過大的球類運動、游泳等更是要小心，次數不要過多，以免造成肩部關節過度使用。

· 若是受傷了，必須儘快冰敷並做復健運動，如此才能避免埋下

病根。

· 現代人的五十肩有一部分的原因,是因為身體寒氣所造成的,整天待在冷氣房裡,讓身體長期處於溼寒的狀態,就很容易造成肩膀肌肉僵硬,所以要注意肩部的保暖,避免讓冷氣或電風扇直接對著肩膀吹。

就醫

很多人一聽到罹患五十肩,就悲觀的認為「等於殘廢了一半」,這是非常不正確的觀念。五十肩不見得就會造成肩關節功能永久性損傷,它是可以治癒的疾病,只不過必須用耐心和時間來和它對抗,不管西醫或中醫,都無法立即見效,因此使得很多人失去耐心、半途而廢,也正因為如此,所以才會讓人誤以為五十肩是無法根治的。所以,一旦發生五十肩的症狀,一定要儘快接受治療,拖延只會增加治療上的困難並增加治療的時間。

藥物治療

醫師在治療五十肩的第一步就是減輕病人的疼痛,此時多會使用消炎止痛藥或注射肌肉鬆弛劑,有些醫師為了安撫病人的情緒,也會同時使用鎮靜劑。

物理治療

1. 包括使用熱療、電療、短波、超音波等儀器，來促進血液循環、放鬆肌肉，減少疼痛及發炎現象。
2. 對於肩膀幾乎完全僵硬的病情嚴重者，醫師會利用不同的方法來把沾黏的關節拉鬆，增加關節的活動程度。

穴位按壓

　　五十肩的症狀剛出現時，可以利用按壓下列這些穴位來促進血液循環，減輕不適感。在按摩前，可以先熱敷，然後再進行穴位的按、壓、揉，一天做三回，每回十次。接著再沿肩胛骨周圍、肩膀到手肘的肌肉做緩和的按摩和拍打。

臂臑穴

功用：減輕疼痛並緩和肩膀動作。
穴位：位於手臂外側肘橫紋往肩膀的七指處。
手法：用食指和中指同時在臂臑穴上做圈狀按壓，力道以有痠痛感即可。

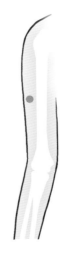

中府穴

功用：緩和肩膀動作。

穴位：位於鎖骨外側凹陷處往下一指寬處。

手法：用食指和中指同時在中府穴上按壓，力道以有痠痛感即可，重複約十至二十次。若覺得食指和中指的力量不夠，也可以用拇指。

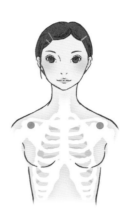

雲門穴

功用：緩和肩膀動作。

穴位：位於鎖骨下方，與肩部關節間凹陷處。

手法：用食指和中指同時在雲門穴上按壓，力道以有痠痛感即可，重複約十至二十次，若覺得食指和中指的力量不夠，也可以用拇指。

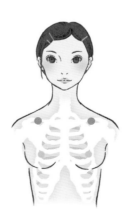

動一動

「儘量活動」是治療五十肩基本的原則，因此，當疼痛舒緩後，就必須做運動治療，藉由適當的伸展運動來改善關節活動能力，並逐漸恢復它的功能，千萬不能因為怕痛而不做任何運動。在醫學臨床上也證明在急性期過後，及早正確的進行居家運動治療，不但能防止病情惡化，還能增加肌肉力量，避免肌肉長期不用而萎縮。

在進行復健運動前，可以先熱敷肩部二十分鐘，以放鬆關節和肌肉。運動時，每個動作都要和緩，避免過度劇烈而讓病情惡化。

1 擦背運動

拿一條毛巾或繩子，痛的那手在下面，另一手在上面，分別抓住毛巾或繩子的兩端，將毛巾或繩子放到背後，做洗澡擦背上下滑動的動作。

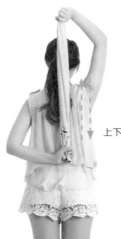

上下滑動

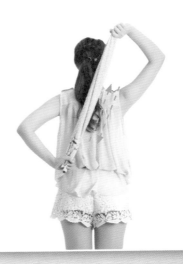

2 鐘擺運動

雙腿分開站穩，手拿重物（重量適中）自然
垂下，像鐘擺一樣做前後擺動、左右擺動。

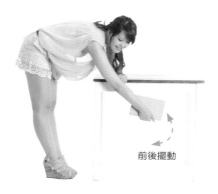
前後擺動

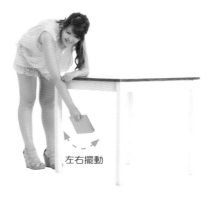
左右擺動

3 摸耳運動

將手臂抬高，繞過頭部後面，
觸摸另一邊的耳朵。

小撇步

平常的保養運動可以根據年
齡來區分，年紀輕的人運動
前一定要先熱身，運動後要
用冰敷最痠痛的部位約三到
五分鐘，而且在半小時內最
好不能喝冰的飲料或洗冷水
澡。年紀大的人則是要避免
動作太劇烈，同時，運動時
間不要超過半小時。

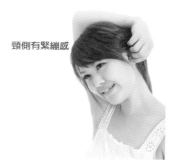
頸側有緊繃感

肩頸疲勞僵硬

症狀

- 從後腦勺到後背部老是覺得很緊。
- 轉頭、抬手都不順，對基本的生活造成困擾。
- 按壓最緊繃的地方時，會痛得無法忍受，有時甚至會傳到身體其他部位。
- 老是覺得頭很重，坐著時，一定要用手撐著頭才會覺得舒服一點。
- 早上剛起床時最舒服，越到下午，僵硬痠痛的感覺越明顯，快下班或回到家前是最痛苦的時候。
- 嚴重時會有頭暈、耳鳴等現象。

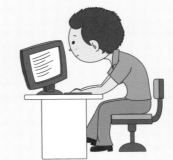

一說到「肩頸僵硬」，相信大多數人都有切身之痛，它可說是現代人的通病，更是上班族常見的慢性肌肉疲勞病症。

什麼是肩頸疲勞僵硬？

「肩頸僵硬」就是所謂的「肩頸部肌筋膜疼痛症候群（Myofascial pain syndrome）」，也就是一般肩頸痠痛，主要是因為長時間持續相同的姿勢，肌肉緊張和疲勞造成了血液循環不良。

由於社會型態的改變，使得大家每天的工作量都十分繁重，沉重的壓力更讓人喘不過氣，精神幾乎長期處於緊張的狀態中，以致於全身的肌肉也一直緊繃著，這時候如果再加上姿勢不正確、缺乏運動，肩肌筋膜疼痛就會發生，很可能導致頸椎疲勞受損、錯位或變形，一旦錯位的時間久了，就會引起肌肉僵硬、肩頸痛、手部麻痺、頭痛、暈眩、容易疲勞等症狀。

肩頸疲勞僵硬的人，肩頸摸起來就像是繩索一樣有緊實的硬塊，而且通常都會有一至數個特別敏感的疼痛點，一按壓下去就會造成異常的疼痛，同時也會引發肢體其他相關部位的痠痛或痠麻的感覺。

一般說來，辦公室工作的族群大多數都會長期處於不良姿勢的狀況下，例如：彎腰駝背、頭往前傾。因此最容易有肩頸僵硬的問題，它所引起的疼痛部位大致上可分為兩大區域：

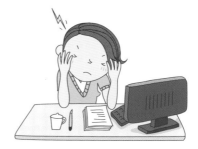

1. 如果是頸部工作姿勢不良，那麼它所引起的疼痛部位是從耳後到後腦勺，然後往下沿著頸椎兩側延伸，時常會有頭部轉動困難的現象，嚴重時還會覺得暈眩，而疼痛感也可能蔓延到單側或兩側的太陽穴附近，因此很容易讓人誤以為是偏頭痛。

2. 如果是兩隻手臂長時間懸空，沒有支撐，那麼它所引起的疼痛部位通常在肩膀的外側，時常會有肩膀痠痛、睡覺時翻身不容易等現象。

　　肩頸僵硬所造成的疼痛，剛開始時只會發生在快下班時，通常在睡覺前會是最痛的時候，但是只要經過一晚的休息，隔天早上症狀就會和緩許多。然而，若沒有及時處理治療，時間一久，疼痛就會隨時發生，而且不只影響工作，還會干擾睡眠，甚至從睡夢中痛醒。

容易發生的族群

· 長時間姿勢不良、缺乏運動者。
· 總是坐在電腦前的網路族。
· 長時間壓力緊繃的上班族或學生。
· 整天操持家務的家庭主婦。
· 重複機械式動作的作業員。
· 站一整天的店員。

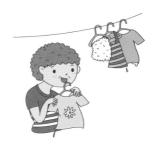

為什麼會肩頸疲勞僵硬？

　　大部分的肩頸僵硬都是由於長期的姿勢不正確所造成的，例如：歪頭夾電話筒、低頭工作、同個姿勢打電腦……等，這些習慣都會導致頸椎或肌肉負荷過重，而讓頸部或肩膀發生肌肉僵硬的現象，也就是一部分的血管和神經受到壓迫所造成的肩膀僵硬。此外，生活周遭的環境也可能造成肩頸緊繃、僵硬，例如：書桌椅高度不適宜、經常過分緊張……等，都會讓頸部沒有支撐，或讓肌肉處於緊繃的狀態。

造成的原因

- 姿勢不良，尤其是駝背。
- 缺乏運動。
- 頸部舊傷。
- 外在環境造成。

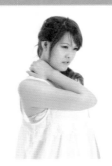

預防方法

　　要預防肩頸僵硬，必須從日常生活中做起，包括：

・時常抬頭挺胸，讓整個脊椎是保持在直線狀態。

・不要長時間低頭工作、看書或打電腦。

・桌椅的高度必須搭配合宜，避免讓頸部往前傾。

‧不要躺在床上或沙發上看書、看電視，避免因長時間肌肉失去
　平衡而造成頸椎錯位。

‧避免坐著睡覺，以減少頸部肌肉拉傷的機率。

‧少吃冰冷的食物，避免造成氣血循環不順。

　　除了保持日常生活中的良好姿勢外，還可以藉由一些簡單的
柔軟操或運動，達到保健預防的效果。

紓解痠痛 DIY

　　肩頸僵硬不是一朝一夕造成的，因此一旦發生，也不可能短
時間之內就讓症狀完全解除。不過，肩頸僵硬所造成的疼痛還是
可以藉由一些方法來舒緩，但是最基本的原則還是注意保持正確
的姿勢。

熱敷
　　通常熱敷可以讓緊繃的肌肉放鬆，以達到減輕疼痛的目的。

放輕鬆
　　我們常常不自覺的會「聳肩」，因此要
時時提醒自己讓肩膀放輕鬆，並配合做深呼
吸，多重複幾次，以緩解緊張的狀態。

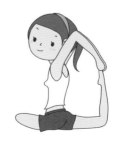

穴位按壓

按壓下面所說的這幾個穴位，也可以達到消除疼痛、舒緩僵硬肌肉的效果。

啞門穴

功用：讓僵直的脖子回轉自如。

穴位：位於後頸部後正中線上，後髮際正中直上半指。

手法：身體放鬆坐好，手掌貼在後腦勺上，用食指和中指指腹按壓啞門穴約五秒鐘後放開，之後再重複按壓的動作，反覆約做十至十五次。

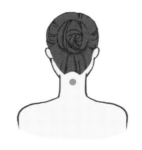

曲垣穴

功用：減輕從肩膀到背部的疼痛感。

穴位：位於肩胛骨上部，肩胛骨角內側。

手法：用食指和中指的指尖壓住曲垣穴，將手臂往前方拉。施力的同時若將手指稍微立起，效果會更好。

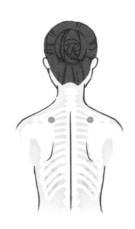

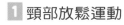
動一動

1 頸部放鬆運動

頭部往前、後、左、右緩慢
轉動。

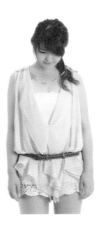

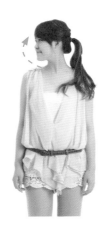

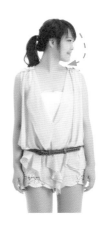

2 肩臂伸展運動

雙手十指互扣，高舉向天空，
盡其所能的往上伸直，當感覺
到緊繃時才緩緩放下來。

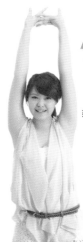

盡可能的向上伸直

肩旋轉肌腱炎

症狀

- 手臂上舉或旋轉時，會非常疼痛，無法正常轉動，而且在某些特定的角度，疼痛感會更明顯。
- 疼痛可能是突然發生，也可能隨著時間越長就越痛。晚上睡覺時若不小心壓到肩膀，可能會痛到醒過來，嚴重影響睡眠品質。
- 疼痛的部位主要在肩關節的上方，壓下去會更痛，而且疼痛會往下延伸到手臂。
- 肩膀活動時，會覺得肩關節後面緊緊的，活動非常困難。

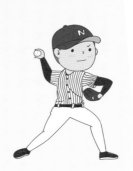

突然的「肩膀疼痛」相當常見，且是令人非常困擾的現象，各個年齡層、各種族群都可能會有這種狀況，其中又以需要經常把手舉高過肩膀的人最容易發生。如果確定自己沒有任何的肩部受傷病史，而這種肩膀疼痛又是伴隨著肩關節活動困難，而且有時間越長越嚴重的趨勢，甚至幾個月過去，疼痛仍沒有減緩，這時可能就是肩旋轉肌拉傷。

什麼是肩旋轉肌腱炎？

在全身的關節中，肩關節可以說是活動範圍最廣、使用非常頻繁的關節，舉凡：搬動物品、投擲東西、打球、梳頭髮、穿脫衣服、做家事……等各種動作，都必須靠肩關節才能夠順利進行。正因為肩關節的活動量如此頻繁，所以很容易因為肩部動作太大或速度太快，而發生肩旋轉肌肉拉傷、肌腱夾傷的狀況。

剛開始疼痛的感覺可能輕微而短暫，因此很容易被忽視，但是隨著時間過去，受傷的症狀會越來越明顯，如果沒有好好治療，再加上又缺乏運動的話，很容易會造成關節沾黏，最後演變成五十肩。

為什麼會有肩旋轉肌腱炎？

造成的原因

- 肩膀過度重複使用。
- 肩膀重複運動傷害。
- 肩關節做了某個不符合人體工學或不常做的動作，例如：伸手向後拿東西或拉東西。
- 工作或運動時所造成的傷害。
- 外傷，例如：被人用力拉扯、跌倒時肩膀著地。
- 肌腱退化。

肩旋轉肌群包覆在肩關節的周圍，它主要由四塊肌肉組成，分布的範圍從肩胛骨到肱骨，主要功能是控制肩膀做內轉、外轉和向外伸展等動作，對於肩膀的活動非常重要，會造成肩旋轉肌腱拉傷或發炎的原因，大致上的原因有下列幾種：

肩膀過度重複使用

不管任何器官，都需要適時的放鬆，但是很多人經常忘了這件事，因此常讓肌肉、肌腱處於過度使用的狀態下，例如：長時間高舉雙手、長時間搬重物……，過度頻繁的動作，讓肩膀上的肌肉、肌腱一直於緊繃的狀態下，時間久了，自然就會引起肩膀痠痛。

肩膀重複運動傷害

當肩部活動太頻繁或速度太快，會造成肩旋轉肌群或肌腱拉傷，若因為自認為不嚴重，就忽視它而不做處理，下次很容易在同樣的部位發生同樣的運動傷害。如此不斷累積，長時間下來，就容易轉變成肌腱炎而引發肩頸痠痛。

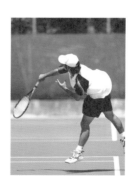

違反人體工學

人體活動的尺度和能力有一定的極限，無論站立、坐下、平臥、舉手、跨步等，都有一定的方式與範圍，因此，任何動作都應該要順著這個方式，在可容許的範圍內進行，才能使體力的消

耗減至最少的程度，而活動效率達到最佳狀態。一旦超出或違反了這個範圍，就有可能讓身體受傷。

例如要拿後面的物品，或要拉住在身體後方的東西，應該是要身體向後轉，用面對物品的姿勢來做拿或拉，但是很多人常常為了貪得一時的方便，不願讓身體轉向，而是直接伸手向後去拿東西或拉東西，這樣的動作完全違背人體工學的極限，稍不小心，就會造成肩膀肌肉群扭傷或拉傷，造成肩旋轉肌腱炎。

工作或運動時造成傷害

因為肩部可容許的動作範圍非常大，以至於肩旋轉肌腱很容易被拉扯，或被周圍骨質、韌帶等結構的擠壓而受到傷害。肩部使用頻繁的人最容易發生這些傷害，例如：投擲動作多的運動員、常寫黑板的老師、常將手臂高舉過頭工作的人……等。

此外，任何的拉扯動作，對身體肌肉都有潛在的危險性，如果是突如其來被人不經易的拉扯，沒有做好預期的心理準備時，很容易會造成肩旋轉肌腱扭傷或拉傷。

而在正常情況下，跌倒時，人體通常會本能的讓四肢先著地，例如：手著地撐住、膝蓋著地呈跪姿或趴著，這是身體一種自我保護措施。可是，如果跌倒時，身體未能做出本能的反應，或是外在因素影響，而讓肩膀先著地，同樣容易讓肩膀肌群受到傷害，尤其是肩旋轉肌腱。

肌腱退化

隨著年紀增長，身體各個器官會開始退化，同樣的，肌肉也

會有退化的情形，屬於自然的生理現象。肩旋轉肌群也會因為因為年齡增加而逐漸老化，肌腱的強度會逐漸降低，很容易在跌倒或運動傷害後造成肌腱損傷。

預防方法

・避免提、扛、拖、拿過重的物品。
・如果必須移動重物時，要用緩慢推行的方式進行。
・避免長時間手舉過高於肩膀，例如：曬衣服。
・不要做急速抬高肩部的動作，例如：緊急剎車時，拉公車吊環。
・減少高速肩旋轉的動作，例如：急速投球。

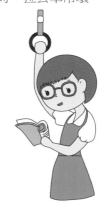

　　總而言之，不要過度使用肌肉或肌腱、運動三十分鐘後就要休息一下、運動前要先暖身或熱敷，運動後要冷敷。只要隨時注意這幾個小地方，就可以免受痠痛之苦。

就醫

　　如果吃消炎藥仍無法解決，或是肩關節有些僵硬時，可以在

肩峰與旋轉肌腱之間的空隙，注射少量的類固醇和局部麻醉劑，能夠同時止痛並且抑制發炎。當疼痛稍微緩解後，要馬上在不產生疼痛的範圍內做肩關節的復健運動，避免關節因為長時間不動而發生沾黏現象，最後變成五十肩。

如果打針的位置準確，打完後會立刻覺得不痛，而且肩膀活動程度會馬上變好。不過，通常還是要二至三天，疼痛的症狀才會解除，慢慢恢復正常活動。如果還未見改善，就要注意肩旋轉肌腱是否已經斷裂或是有其他肩關節的問題，此時應該要安排做更精密的檢查，以找出正確的病因。

如果打針、吃藥都沒有效，有可能是肩旋轉肌腱已經斷裂，此時就必須藉由手術來修復肌腱。目前這種手術可以在肩關節內視鏡下進行，非常容易解決，而且只有幾個小傷口而已。手術後大約需要三個月的復健期。

紓解痠痛 DIY

適當休息

治療肩旋轉肌腱炎的第一步就是停止會產生疼痛的所有動作、姿勢，以避免繼續摩擦，也就是要適當的休息。如果睡覺時也不舒服，可以在腋下放個枕頭做支撐。在發炎期，先不要做復健，否則不適當的復健或推拿牽引，可能會讓發炎更嚴重，此時以控制發炎現象為首要目標。

冷敷

在急性發作時，可以利用冰敷來減輕疼痛和消炎。

吃止痛藥

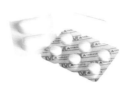

急性發作期，疼痛非常厲害時，可以吃非類固醇消炎藥來減輕痛苦，並抑制發炎腫脹現象。

穴位按摩

除了復健運動，也可以做穴位按摩，具有減緩疼痛、緩和肩膀肌肉的功效。

肩髎穴

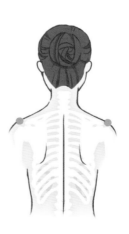

功用：讓沉重的肩膀變輕鬆。

穴位：位於肩髃穴的後方，當手臂向外伸展時，肩峰後下方的凹陷處。

手法：將手搭在另一側的肩膀，用食指和中指揉按肩髎穴。若是覺得力道不夠，也可以用拇指按壓。

靈骨穴

功用：消炎止痛。

穴位：位於手背，拇指與食指骨
　　　　頭的交會處。

手法：用拇指垂直按在靈骨穴
　　　　上，以一壓一放的按壓方
　　　　式，反覆揉按約十至十五
　　　　次。

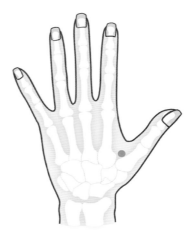

三間穴

功用：消除肩臂神經痛。

穴位：位於食指，掌指關節處，
　　　　靠拇指側骨頭突出後的凹
　　　　陷處，接近虎口。

手法：用拇指垂直按在三間穴
　　　　上，以一壓一放的按壓方
　　　　式，反覆揉按約十至十五
　　　　次。

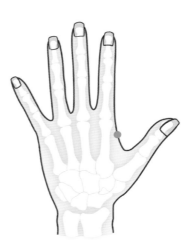

動一動

1 側彎伸展運動

雙手十指互扣、反轉高舉，吸氣，向右側彎，雙手繼續伸展，停留三至五秒，回到原位；左右反覆數次。

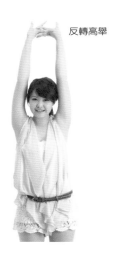

反轉高舉

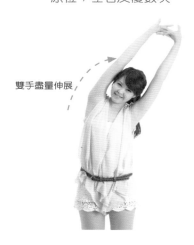

雙手盡量伸展

2 側肩部旋轉運動

右肩略向前傾，上提並向後轉圈八次，反方向也轉八次；換肩重複動作。

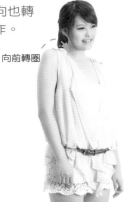

向前轉圈

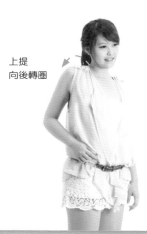

上提
向後轉圈

慢性肩頸痠痛

症狀

- 感覺到肩頸上彷彿總是被千斤的重物壓著。
- 在後頸部及上背部會有疼痛感，而且只要一活動，就會讓疼痛的狀況更加明顯。
- 可能引發頭痛或是手臂痠麻無力。
- 有時也會造成頸部僵硬，導致煩躁、疲倦、注意力無法集中等症狀。

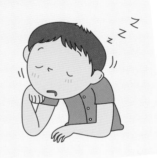

慢性肩頸痠痛幾乎是每個現代人都無法避免的症狀，剛開始時，並不覺得有什麼不舒服或無法忍受的痠痛，但是當時間一久，感覺到肩頸上彷彿總是被千斤的重物壓著時，其實慢性痠痛的禍根早已深植了。

什麼是慢性肩頸痠痛？

　　小小的一段頸椎，它必須支撐著重達四至五公斤的頭顱，並讓頭顱保持平衡，而且必須維持頭顱的左右靈活運轉，以及前俯後仰的功能，可說是肩負著重責大任。但是，偏偏我們又最容易忽視它，總是不經意的用各種姿勢或動作來傷害它，以致於頸椎成為脊椎中最容易受傷的部分之一。

　　工作中最容易對頸椎造成傷害的就是長期固定在同一個不良姿勢中，其次則是施力不當和重複性動作。長期下來，就會導致頸背肌肉的作用力不平衡，而產生肌肉疲勞的痠痛感。

　　慢性肩頸痠痛的主要症狀是在後頸部及上背部會有疼痛感，而且只要一活動，就會讓疼痛的狀況更加明顯。此外，也可能引發頭痛或是手臂痠麻無力，有時也會造成頸部僵硬，導致煩躁、疲倦、注意力無法集中等症狀。

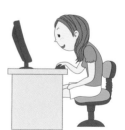

為什麼會慢性肩頸痠痛？

　　肩頸不舒服或慢性肩頸痠痛，都是身體發出的警訊，代表著某些部位出問題或是受傷了。根據一項簡易的調查資料顯示，有

慢性肩頸痠痛症狀的患者中，有一半以上的人所疼痛的部位是在肩頸連接處，而且發生的時間幾乎都在傍晚或快接近下班時。這群接受調查的對象群幾乎都是長期久坐辦公室的上班族，長期姿勢不良，再加上缺乏運動習慣，導致傷害日復一日，自然就變成了慢性的肩頸痠痛。

造成的原因

· 長期姿勢不良。
· 眼睛長時間聚焦。

長期姿勢不良

　　雖然造成慢性肩頸痠痛的原因很多，但是醫學臨床上最常看到的就是長期姿勢不良所引起。長時間維持相同的姿勢會讓肌肉持續處於緊張狀態，血液循環變差，造成肩膀僵硬疼痛。

　　不少患者在上班打電腦或是處理公事時，由於工作壓力或情緒壓力，都會有無意識的聳肩、縮脖子或腰椎過度前凸的姿勢，或是身體向前傾，背部弓起，形成駝背姿勢。

　　這些動作都會對頸椎和周圍的肌肉、神經造成傷害，是很大負擔，長期累積下來，慢性肩頸疼痛就會找上門。輕微的頂多只是肩頸不舒服，嚴重的話，很可能會

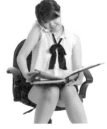

讓頸椎內的脊神經、血管受到壓迫，而影響身體的活動。

眼睛長時間聚焦

　　眼睛要實現聚焦功能，就必須眼部、頸部、肩部的肌肉和神經相互協調。根據研究顯示，眼睛長時間聚焦時，會影響大腦皮層調節肌肉運動的區域，進而造成對肩頸部的肌肉運動控制失調，使肩頸部肌肉張力增高。如果這種緊張的狀況一直不能獲得緩解，肩頸部就會出現慢性疼痛。所以，適當的閉目養神，不只是保護眼睛，更重要的是可以遠離肩頸痠痛。

預防方法

　　所謂「預防勝於治療」，要避免發生慢性肩頸痠痛，日常生活就應該注意以下這些事項：

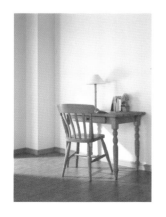

· 盡量避免頸部前後過度或持續用力，以免對頸椎造成壓力，並隨時注意保持良好姿勢。
· 學習各種正確的姿勢。
· 規律的運動可以保持肌肉和韌帶的柔軟度，也可以提升全身肌耐力，肌肉有力量，就可以減少肩

頸痠痛發生的機率。

· 每天必用的桌子、椅子等家具，一定要符合自己的體型，避免
　因為不適合的家具而讓身體產生不正常的姿勢。

· 工作一段時間後，要讓自己變換姿勢，同時可以轉轉脖子、動
　動肩膀，以放鬆肩頸肌肉。不過，必須注意速度不要太快，避
　免造成拉傷或扭傷。

· 注意營養均衡，多補充可以促進血液循環和增強肌力的維生素
　和礦物質。

　　正常狀況下，肩頸痠痛在休息過後，症狀都會得到緩解。
如果休息過後反而覺得更不舒服，或是睡覺不動時會明顯感覺疼
痛，但醒來動一動，疼痛就消失，這時就要特別注意，很可能是
因為身體免疫系統疾病所引起的疼痛，例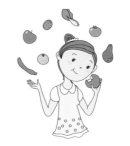
如：類風溼性關節炎、僵直性脊椎炎等。
此時，一定要趕快到醫院請專業醫師診
斷，或做進一步的檢查，千萬不要掉以輕
心反而延誤治療的先機。

紓解痠痛 DIY

　　溫熱療法對於慢性肩頸痠痛是很有效。不過，若是急性肌肉
受傷，則不適用。

泡澡

　　用攝氏三十八至四十度的熱水泡澡，可以放鬆緊張的肌肉。此外，還可以針對特別僵硬的肌肉，用蓮蓬頭交錯沖冷熱水，先用四十至四十二度的熱水沖二至三分鐘，再用十七至二十度的水冷卻，如此交錯進行約十分鐘，最後再熱水溫熱肩部。

暖暖包

　　使用暖暖包時，不要直接接觸皮膚，必須先用毛巾包著，再放到不舒服的部位。不過，要提醒自己不要過度依賴暖暖包，否則會變成沒有暖暖包就不行，反而變成反效果。

吹風機

　　將吹風機置於距離痠痛部位約三十公分的位置，用溫熱的風吹，可以舒緩僵硬的肌肉。

熱敷

　　將毛巾浸泡熱水，擰乾後將它放在頸後或肩上，不但可以舒緩肌肉，冬天時還可以溫暖身體，非常舒服。

穴位按摩

大椎穴

功用：消除肩背痠痛、頭痛。

穴位：位於第七頸椎與第一胸椎棘突之間，大約與肩膀齊；低頭時，頸部那個突出的骨頭下面的凹陷處，該處下方的空隙就是大椎穴。

手法：將四指並攏放在上背部，用力反覆按壓大椎穴。左右手可以交替使用。

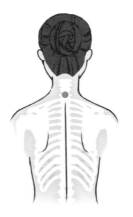

大杼穴

功用：疏通氣血，促進肩部血液循環。

穴位：位於背部，第一胸椎棘突處下方左右各約二指半（一‧五寸）寬處。

手法：用拇指指腹分別按壓對稱的兩個大杼穴，其他手指自然的放置在兩側，持續對大杼穴施力，大約持續三至五分鐘。

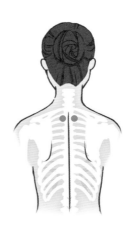

肩中俞穴

功用：促進肩膀肌肉血液循環。

穴位：位於背部，第七頸椎棘突下方
左右各約三指（二寸）寬處。

手法：將手搭在另一側的肩膀，用食
指和中指揉按肩中俞穴。另覺
得力道不夠，也可以用拇指按
壓。

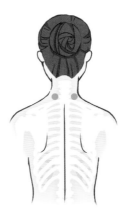

委中穴

功用：促進血液循環、止痛。

穴位：位於膝蓋後方橫紋的中點。

手法：兩手合圈住膝蓋，四指在前，
兩手拇指共同落於委中穴上，
同時出力施壓或揉按，力道以
有痠脹感為宜，一鬆一放為一
次，大約持續做十至二十次。
此外，也可以用手握空拳的方
式，用拳背有節奏的敲擊委中
穴。

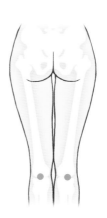

天井穴

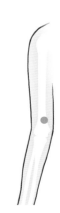

功用：減輕從頭頸到肩背的疼痛。

穴位：位於手臂外側，彎曲手肘，橫在胸前，在肘尖上一根手指寬的凹陷處。

手法：用拇指垂直按壓天井穴，或是用二至三根手指並攏，揉壓該穴位。

青靈穴

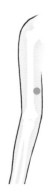

功用：讓痙攣的肌肉放輕鬆。

穴位：位於手臂內側，關節肘橫紋上方約四指寬處。

手法：手臂彎曲，用拇指按壓另一側的青靈穴，採用一鬆一放的方式，大約持續五至六分鐘，之後換另一邊，重複此動作。

少澤穴

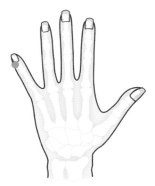

功用：減輕頸部神經痛。

穴位：位於雙手小指指甲外側靠底端處。

手法：用拇指和食指捏住另一手的小指，用拇指指腹按壓在少澤穴上，採用一鬆一放的方式，重複做五至十次。

動一動

只要每天花一點時間做做伸展操，或是熱療，就會發現肩頸痠痛的狀況會逐漸改善，身體也會變得非常輕鬆。

1 肩背伸展

雙手放在背後，左手握右手腕，固定在左腰或臀部，眼睛看向前方，挺胸，腰背打直，頭部慢慢側向左邊，還原後做另一邊。

※注意：不要駝背，也別用力將頸部下壓。

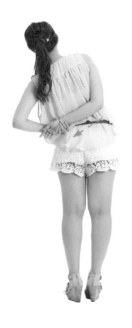 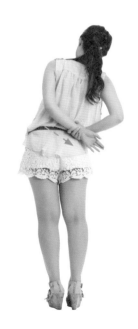

2 頸部肌肉伸展

下頷往內收，低頭前傾。然後，單手（或雙手）
放在頸後，頭部微微向後仰。

※注意：頭部不要往後仰太多。

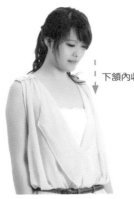

下頷內收

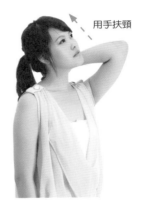

用手扶頸

3 肩背伸展

端正坐好，轉腰向左，用右
手扳左邊的椅背，身體略向
前壓，下頷稍微向內收，還
原後做另一邊。

※注意：要選有固定靠背的椅子。

身體略向前壓

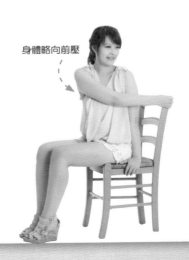

肩部運動拉傷

症狀

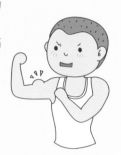

- 肩膀前方會覺得痠痛，即使沒有用力也會有痠痛感。
- 提舉重物時，肩膀前方會產生疼痛感。
- 手肘彎曲時，手臂前方會有點壓痛。
- 肌肉會緊繃、僵硬
- 感覺肌肉無力，動作受限。

肩部運動傷害在一般人的印象中，都認為那是運動員才會發生的情況，其實大家都誤解了，肩部運動傷害也經常發生在普通人身上，不管任何人，只要從事運動就有可能會發生運動傷害，即使是做家事或是工作中的任何動作，也可能會發生運動拉傷的狀況。肩部運動傷害的範圍很廣，最輕微的頂多只是扭傷或拉傷，嚴重的可能造成肩關節脫臼，或是必須開刀才能治療，其中，肱二頭肌拉傷是最常見的肩部運動傷害。

什麼是肱二頭肌拉傷？

　　肱二頭肌就是我們俗稱的「小老鼠」，它位於肩關節和肘關節之間，連接著肩胛骨和前臂的橈骨，是讓前臂可以彎曲的肌肉，當舉起手臂，彎曲成九十度時，上臂鼓起的肌肉就是肱二頭肌。

　　肌肉拉傷是很常見的問題，當肌肉主動收縮或被拉長而超過它所能承擔的範圍時，就可能造成肌肉拉傷。拉傷處的肌肉群訓練不足、肌肉彈性和伸展性差、肌力弱等都是導致損傷的內在因素，而不當使用外力牽拉肌肉、疲勞或負荷過度、肌肉的準備不夠，例如：受傷尚未復原、暖身不足等等，則是讓肌肉失去協調性而受傷的外在因素。

　　肌肉拉傷的主要症狀包括了疼痛、腫脹、肌肉緊繃等，依嚴重度大致可分成三個等級：

　　輕度：只有一小部分肌纖維斷裂，外表看不出什麼異狀，當肌肉用力或按壓時才會引起疼痛。

　　中度：部分的肌纖維斷裂，皮下會有明顯的出血症狀，患部也會腫脹。

　　重度：肌纖維全部斷裂，患部大量出血，外表明顯看得出斷裂的部位凹下去，兩旁則是凸起來。

　　只要是過度重複使用二頭肌的人，

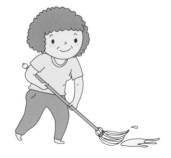

都很容易有二頭肌拉傷的狀況。導致二頭肌拉傷的運動很多，例如：打網球、桌球、棒球時，前臂過度扭轉。體操、單槓類的動作，前臂過度伸展。此外，提太重的東西、拖地、炒菜等動作，也可能造成肱二頭肌過度疲勞或輕微拉傷。

為什麼會肱二頭肌拉傷？

造成的原因

· 肩關節過度使用。
· 提舉重物不慎。
· 因為肩關節其他部位的傷害所間接造成。

　　一般來說，肌肉拉傷的原因可能是肌肉力量不平衡、柔軟度差、用力方式不當等，而造成肱二頭肌拉傷的主要原因大致有下列這幾項：

肩關節過度使用

　　長時間過度使用肩關節，例如：提重物、投擲、抬舉、甩拋等動作，很容易讓肱二頭肌肉不斷處於緊繃、用力的狀態下，時間一久，肌肉自然就會因為疲勞或超過負荷，而產生痠痛、拉傷等症狀。

提舉重物不慎

我們常常會因為貪圖一時的方便，而使用不當的姿勢來拿取或提舉重物，而且也總是過於高估自己的肌耐力，以為只是一下子，沒什麼關係，其實任何不當的姿勢或動作，對肌肉而言都是一種很大的傷害。當力量不大時，肌肉可以吸收承擔這樣的壓力，但是，當提舉重物時，肌肉所承受的壓力遠大於我們所想像的，如果沒有使用正確的姿勢，而讓肌肉產生不正常的扭轉，當然就很容易發生肌肉拉傷的狀況。

肩關節其他部位傷害間接造成

肩關節其他部位的傷害也可能會引起肱二頭肌過度拉扯，而造成拉傷現象，例如：肩關節脫臼。肩關節在日常生活中擔負著極為繁重的工作，發生傷害的機率相對提高。如果上臂肱骨前端的肱頭骨不同程度的脫出肩關節窩，將會導致肩部不穩定，此時肩部的大塊肌肉群會對穩固肩部關節的組織造成過度壓力，進而發生半脫位現象，也就是俗稱的「脫臼」。

預防方法

· 平常多做伸展操，加強肌肉力量和延展性，以提高肌肉抗傷的能力。

· 做任何動作時，千萬不要操之過急，要用最適當的姿勢和施力

方法。

· 運動前要做好充分的準備活動。

· 從事大量的工作或是運動前，可以貼肌內
效貼布（Kinesio taping）來預防肌肉拉傷。

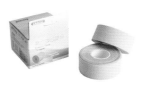

有時因為過度運動、動作過於激烈、暖身沒做好等等原因，
會導致肌肉產生撕裂的傷害，如果只是輕微的疼痛，可以自己處
理，若是很嚴重的疼痛，還是建議儘早就醫。

什麼是「肌內效貼布」？

肌內效貼布是為了治療關節和肌肉疼痛而開發的貼布，它和
一般運動員所使用的運動貼布不同。運動員所使用的貼布沒有伸
縮性，而且只能暫時止痛，缺乏治療的效果。肌內效貼布具有
伸縮性，利用它的黏彈性質配合力學的原理，針對特定的肌肉給
予強化或放鬆治療，也可以用來預防和保護特定部位，例如：腳
踝、脛骨等，避免發生扭傷、拉傷等運動傷害。

貼上肌內效貼布後，不會影響一般日常的活動，它的伸縮性
與人體肌肉和皮膚的彈性類似，因此做任何動作都不會感到不舒
服，即使是激烈的運動也不受影響，和一般的貼布截然不同。而
且，它不會因為遇水而脫落，所以撕開後不會留下殘留物。

肌內效貼布依貼法不同，而具有下列幾項不同功能：

1. 調整神經回復本來的機能，具有保護肌肉效果。
2. 改善腫脹及內出血，減輕疼痛及不適感。
3. 促進肌肉收縮及放鬆肌肉。
4. 改善血液及淋巴循環。
5 增強關節穩定性。

由於肌內效貼布有這些效能，近年來已經大量運用在運動傷害的預防和治療上。為了讓貼布適應皮膚的溫度，同時調節皮膚和肌肉的壓力，因此最好是在開始動作前的三十分鐘就貼，才能達到最好的功效。

不過，它不像一般貼布可以隨便黏貼，而是必須針對不同症狀有不同的施力，所以最好是由專業的物理治療師來黏貼才會有效果，以免手法錯誤，反而導致反效果。

肌內效貼布只是一種輔助醫療的工具，如果症狀長時間未獲得改善，還是必須尋求醫生診治才行。

紓解痠痛 DIY

冷熱敷

輕度的拉傷，剛開始可以先用冰敷來減輕疼痛和消炎，並輕輕活動肌肉，讓它不要變硬。大約二至三天後就可以改用熱敷並開始恢復運動。

吃止痛藥

急性發作期，疼痛非常厲害時，可以吃非類固醇消炎藥來減輕痛苦，並抑制發炎腫脹現象。

物理治療

最常用於治療運動傷害的物理療法就是貼「肌內效貼布」，它是一種為了治療關節和肌肉疼痛而開發的貼布，具有伸縮性，可以使皮膚下的血液和淋巴液暢通，以達到治療肌肉疼痛的功效。

穴位按摩

過了急性疼痛期後，就可以利用穴位按摩來減輕不適感。

極泉穴

功用：肩臂不發麻。

穴位：位於腋下的正中凹陷處，腋下就是俗稱的「胳肢窩」。

手法：手臂上舉，用拇指指腹按壓極泉穴，也可以用彈撥的方式刺激此穴位。

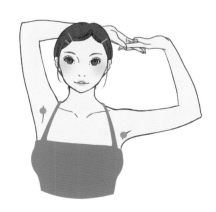

支溝穴

功用：消除肩臂痛。

穴位：位於手腕橫紋背面往上約四指寬
處。

手法：用拇指指腹按住支溝穴，輕輕
揉動，力道以有痠痛感為宜，
一邊按揉一分鐘，之後換另一
邊，重複此動作。

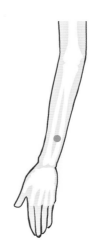

三間穴

功用：消除肩臂神經痛。

穴位：位於食指，掌指關節處，靠拇指
側骨頭突出後的凹陷處，接近虎
口。

手法：用拇指垂直按在三間穴上，以一
壓一放的按壓方式，反覆揉按約
十至十五次。

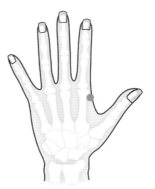

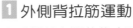動一動

1 外側背拉筋運動

兩手舉起在頭的後方互抱手肘，
將右手肘往左側拉，感覺右側胸
廓被拉緊。停留五秒鐘，重複三
至五次，之後相反方向，同樣的
動作的也做一次。

互抱手肘
往邊側拉

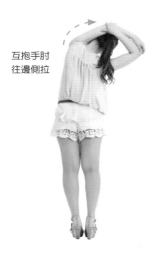

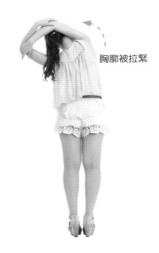

胸廓被拉緊

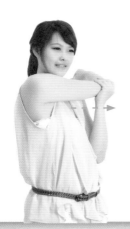

2 托手拉筋運動

抬起右手伸向左肩，左手托
右手，拉向自己的方向，還
原後，換手再做。

Part *5*

肩頸痠痛
Q & A

記憶枕對肩頸痠痛真的有用嗎？手舉高會痛一定就是五十肩嗎？骨質疏鬆也會引起肩頸痠痛嗎？拍打療法對肩頸痠痛有用嗎？關於肩頸痠痛，你一定有許多問題想了解，就讓我們一一為你解答吧！

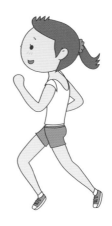

Q1 記憶枕對肩頸痠痛真的有用嗎？

擁有好的睡眠品質很重要，床和枕頭正是影響睡眠品質的兩大關鍵因素。近幾年，坊間盛行著所謂的「記憶枕」，強調它具有改善睡眠品質、預防落枕和肩頸痠痛等功能，真的有這麼神奇嗎？

其實，「記憶枕」的功用被過份誇大了，記憶枕的原理是利用本身材質的特性，能自動塑型，讓使用者頭部和頸部在躺下時，能夠受到平均的支撐而避免落枕情況發生。一般枕頭受到壓力後會迅速下沉，頸部無法得到良好的支撐，很容易發生落枕的情況，而記憶枕的材質特性是受到壓力後，下沉得比較緩慢，而且它的形狀是接觸頭部的部位比較低，頸部的位置比較高，因此可以讓頸部獲得良好的支撐，不會產生一般枕頭讓頸部吃力而引發落枕，造成肩頸痠痛的狀況。

但是它的功用好不好，因人而異，有人認為它的確可以改善自己的睡眠品質，但也有人因為睡眠時不斷翻身，記憶枕無法即時塑型，而造成肩頸不適，所以認為它不比其他材質的枕頭舒適。此外，記憶枕的品質好壞落差很大，從兩、三百元到兩、三千元都有，光從外觀根本無法判斷真假，所以千萬不要被廣告誤導，以免花了大筆錢，最後卻因為睡不習慣而造成自己的困擾。

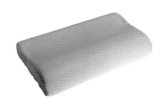

雖然好的記憶枕可以讓頭部和

頸部在睡眠時沒有負擔，對睡眠品質真的有幫助，但是，不管什麼材質的枕頭，睡得舒服最重要，只要可以讓自己擁有良好睡眠品質的，就是適合的枕頭，沒必要趕流行去買記憶枕。

Q₂ 可以天天拔罐來治療肩頸痠痛嗎？

「拔罐」也是一種常見的療法，大多數的人認為對緩解痠痛很有效。它的原理是讓罐裡面形成負壓，吸附在皮膚上後會因為壓力不同而隆起充血，產生溫熱刺激，形成類似熱敷的效果，藉以改善血液循環，促進新陳代謝。如果用在穴位和經絡上，則會產生舒經活絡、消腫止痛、祛溼等作用，所以有許多人堅持用拔罐療法來治療身體的疾病。

拔罐時，皮膚會顯現鮮紅色或紫黑色，鮮紅色的部位表示正常，若呈現紫黑色的瘀血現象，就表示那個部分的氣血不順，血液循環不好，可能就是導致身體不適的原因。拔罐具有「宣洩氣血」的功能，所以體質虛弱的人不適宜進行拔罐。而且，只能七至十天拔一次，每次十至十五分鐘，千萬不可以天天拔罐。因為拔罐也是屬於對身體的一種刺激，只要是刺激，就不適合太過頻繁，以免身體無法負荷。

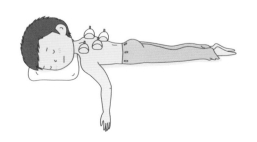

雖然拔罐可以緩解痠痛，但只有局部，而且效

果是短暫的，因為拔罐改善的只是表層的循環、局部的循環，可是，造成痠痛的原因很複雜，單純用拔罐只能做局部短暫性的緩解，無法真正治療。

Q₃ 刮痧對肩頸痠痛有用嗎？

「刮痧」是老一輩的人非常熟悉的動作，它是中國古老的民俗療法之一，是一種治療疾病初期症狀的物理性療法，大家最常使用的時機就是中暑時，其實，刮痧可以應用的範圍非常廣泛，除了中暑外，它還能治療頭痛、肩頸痛、腰背痛、腿痛、感冒、發燒、咳嗽、急性腸胃炎……等，根據古代醫書上的記載，它可以治療和保健的疾病高達一百多種。

人體的經絡如果不暢通，氣血無法運行，就會產生各種疾病，刮痧治療的原理是透過反覆刮拭來刺激經絡、疏通血脈、促進血液和淋巴液循環的功能，讓氣血得以運行全身，加強新陳代謝，增加人體免疫能力。

中醫認為肩頸痠痛是一種「痹症」，是風、寒、濕三氣侵入體內，接著造成體內氣血瘀滯、阻遏經絡，導致血路不通而引起肌肉僵硬，也就是所謂的「痧」。而西醫也認同一旦血液或淋巴液流動受阻，就容易產生慢性筋膜炎，自然會感覺局部肌肉僵硬。「刮痧」就是把不舒服的症狀刮出來，利用不斷反覆刮拭來達到疏通經絡循環的功能，自然就能達治療肩頸痠痛的功效。

「刮痧」不僅能治病，還具有保健作用，只要皮膚沒有疾

病，經常沿著經絡刮一刮，對身體非常有益。不過，如果皮膚有
發炎、搔癢或是受傷等情形時，就不宜進行刮痧。當身體出現痠
痛等小毛病時，可以先用刮痧來緊急處理，但是刮完痧後還是必
須趕緊找專科醫師診治，以免小病拖成大病。

Q₄ 拍打療法對肩頸痠痛有用嗎？

　　近一、二年非常流行「拍打療法」，屬於民俗療法的一種，
近來坊間有許多關於拍打可以治百病的相關書，其實拍打療法的
原理和刮痧有點雷同，都是藉由外力刺激來促使經絡疏通、氣血
調和。中醫認為之所以會痠痛，就是因為痧累積而成的，所謂
「痛則不通，通則不痛」。按照中醫的經絡理論，透過拍打十二
經脈，可以疏通氣血、潤滑關節、調和臟腑，以達到舒筋活骨的
功效。

　　不過，拍打畢竟是比較激烈的療法，和中醫強調用適當、輕

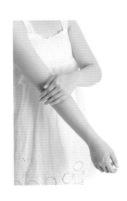

柔的力量所進行的經絡穴位按摩不同。激
烈的療法若施行不慎，反而很容易對身體
造成損害，甚至出現肌肉纖維化的情形。
任何療法只要太過頻繁或操作過度，都會
變成在傷害身體，所以，不管什麼保健方
法，都要依自己的身體情況調整，千萬不
要跟著一窩蜂趕流行，以免適得其反。

Q5 肩頸按摩器真的可以
改善肩頸痠痛嗎？

　　市面上有各式各樣的肩頸按摩器，價錢從幾千元到幾萬元都有，不管是便宜的還是昂貴的，都宣稱可以改善肩頸痠痛，實際上的效果真的有那麼好嗎？其實目前市售的所有肩頸按摩器的功用，都偏向讓肌肉放鬆、舒緩，對於改善肩頸痠痛的效果很有限。當我們肩頸痠痛時，最舒服的放鬆方式就是有人可以幫忙按摩，如果沒有人可以幫忙時，倒是可以藉助肩頸按摩器。

　　想要真正遠離肩頸痠痛，最好的方法就是隨時隨地保持良好的姿勢，所謂「站有站相、坐有坐相」。此外，時常做運動不但可以解除緊張的壓力，也可以讓肌肉變得有力量、有彈性，自然就可以避免肩頸痠痛找上門。

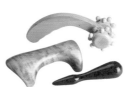

Q6 可以從飲食中
預防或改善肩頸痠痛嗎？

　　輕微的肩頸痠痛，可能一、二天就會消除，但是長期的痠痛卻令人相當困擾，要改善或預防肩頸痠痛，除了一再強調的保持良好姿勢、時常做運動外，其實也可以從日常飲食中著手。由於

大部分的肩頸痠痛，都是肩膀周圍的肌肉無力、血液循環不良所造成的，因此飲食的選擇可以從改善這兩方面來進行。

要促進血液循環，可以多吃芝麻、洋蔥、薑、韭菜、蒜頭、黃豆等，以及攝取富含維生素 E、 DHA、 EPA、檸檬酸等營養素的食物。

1. 維生素 E：堅果類、南瓜

2.DHA 和 EPA：深海魚類（例如：鯖魚、秋刀魚、沙丁魚）

3. 檸檬酸：柑橘類水果

要增加肌力，讓肌肉收縮自如，必須補充鉀、鎂等礦物質和蛋白質，鉀可以幫助肌肉收縮，鎂可以幫助肌肉放鬆，兩者相輔相成。

1. 鉀：豆類、香蕉、蘋果、哈密瓜、薯芋類

2. 鎂：胚芽米、全麥麵包、堅果類、魚貝類

3. 蛋白質：魚類、肉類、豆類

此外，也必須強化骨骼，因此要多攝取鈣和維生素 D。鈣除了是骨骼組成的重要成分外，還可以協助肌肉和骨骼發揮更大的功能，維生素 D 則有助於骨骼吸收鈣質。

1. 鈣：牛奶、乳製品、小魚乾、海藻類

2. 維生素 D：香菇、魚類、乳製品、蛋黃

容易肩頸僵硬的人，除了從飲食上補充營養外，平時也可以用少量的葛根、黃耆、枸杞煮成淡淡的茶飲，經常飲用可以放鬆

筋肉。值得一提的是，菸、酒、咖啡因飲料會造成血管收縮，使局部循環不良，容易肩頸痠痛者，要盡量避免。女性在更年期會出現內分泌失衡、骨質疏鬆等症狀，更要留意營養素的補充。

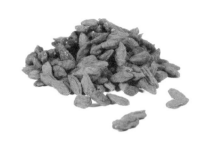

Q₇ 保健食品對肩頸痠痛有用嗎？

　　保健食品的正確名稱叫「健康食品」，市面上品項琳琅滿目、五花八門，任何疑難雜症都找得到宣稱可以有效解決的保健食品。然而，依據目前衛生署公告的「健康食品」之保健功效項目其實只有十一種，包括：改善骨質疏鬆、調節血脂功能、調節腸胃功能、牙齒保健、調節血糖功能、免疫調節功能、護肝功能、抗疲勞功能、延緩衰老功能、促進鐵吸收功能、調節血壓功能。由此可知，根本不可能有針對預防肩頸痠痛的保健食品。

　　不過，前項所提到的那些對改善肩頸痠痛有益的各營養素，如果平時很難均衡攝取到，倒是可以利用保健食品來補充，例如：可以吃深海魚油來攝取 DHA 和 EPA，只是在選擇上要格外小心，儘量不要選鮭魚油，因為它本身含的膽固醇比較高，最好是選鯷魚或沙丁魚製成的，膽固醇比較少，而且要看魚油成分的百分比，越高越好。

雖然保健食品大致上不會有副作用，但是吃多了也沒好處，反而會增加肝臟和腎臟的負擔。還是建議最好能夠從食物中去攝取各種有益的營養素，因為那是最天然的，不要太依賴人工提煉或合成的保健食品。

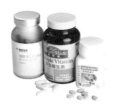

Q8 手舉高會痛一定就是五十肩嗎？

五十肩的症狀之一是手舉高會痛，但是有這種症狀的並不一定就是五十肩，它可能是肌肉或韌帶拉傷或扭傷，也可能是肩關節鬆動、錯位。

肩關節是人體關節中活動量最大的，相對的穩定性也比較差，必須完全靠韌帶和肌肉來維持正常運作，一旦手臂經絡和肩關節肌肉群不協調，造成肩膀肌肉和韌帶拉扯擠壓，就可能產生手舉高會痛的症狀。有此困擾時，可以熱敷肩關節，讓血管擴張，加強血液循環，讓肩關節肌肉群組織和韌帶軟化，就能減輕手舉高的疼痛感。

此外，肩關節鬆動、錯位也可能是手舉高會痛的原因，錯位是骨頭關節移動一公釐以下，各種儀器、X 光都很難檢測出來，所以很容易忽略。要解決錯位問題，無法靠一般民俗療法的推拿處理，也不是吃藥、打針、針灸就能恢復，必須利用復健治療中的整復療法，才有辦法讓錯位的關節或脊椎回到原來的位置上。

Q₉ 骨質疏鬆也會引起肩頸痠痛嗎？

許多人對於肩頸痠痛的第一個反應都是「我該不會是骨質疏鬆吧？」尤其中年以上或是過了更年期的婦女最常有這個疑問。其實，早期的骨質疏鬆不會有任何徵狀，造成肩頸痠痛的主要原因，還是長期的姿勢不良或是缺乏運動，和骨質疏鬆沒有直接的關係。

不過，「骨質疏鬆」是近年來很紅的一個醫學名詞，似乎每個人只要過了三十歲，或是過了更年期的婦女就很可能有骨質疏鬆的問題。不容否認，它的確是現代人的隱憂之一，但是大家又對它似懂非懂。其實骨質疏鬆會導致骨骼空洞，因而增加了骨折的機率。

骨質疏鬆並不會產生任何疼痛，也沒有任何明顯的症狀，若沒有定期檢查，很難發現這個病症，往往都是骨折了才知道自己有骨質疏鬆的問題，這也正是它可怕的原因之一。由於它沒有明顯徵症，所以比起治療更重要的就是預防它發生，也就是要趁早「存骨本」。

因此，年輕時要特別注意營養的攝取，尤其是對骨頭有幫助的鈣質要攝取足夠，同時也要保持運動的習慣。此外，避免菸、酒，減少含咖啡因的飲料等，也可以減少骨質流失。

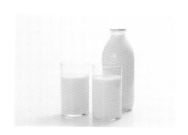

Q10 做家事等於是做運動嗎？

　　造成肩頸痠痛的原因之一是缺乏運動，而預防肩頸痠痛的方法也一再強調平時要多運動，但是很多人會說：「我每天從早到晚有做不完的家事，怎麼可能缺乏運動？」其實，過度的家事活動不但沒有運動的功效，反而還可能會造成運動傷害，對身體反而不利。

　　做家事有一個最大的缺點：經常維持著同一個姿勢，這個狀況和上班族、電腦族很像，都是長時間讓肌肉緊繃著。此外，做家事所維持的同一個姿勢還會重複、高速使用某一組肌肉，這樣一來，很容易造成某部位肌肉過使用，不知不覺中累積了傷害，當肌肉再也承受不了時，就會引發疼痛等不適的症狀。

　　真正的運動做完後會感覺通體舒暢，整個身體會覺得很輕鬆，但是，很多人做完家事後，卻只有一個感覺：「好累啊！」可見做家事並不是真正的運動。

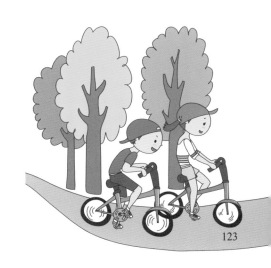

高寶書版集團
gobooks.com.tw

IH 002
一按就不痛，快速搞定肩頸痠痛

作　　者	i健康編輯小組
審　　訂	周旭恆、詹仲凡
文字整理	陳嘉娟
編　　輯	謝昭儀
校　　對	蘇芳毓
美術編輯	查理王子設計工作室
封面設計	黃鳳君
排　　版	趙小芳
插　　畫	彭琇雯
模特兒示範	黃慧妮
出　　版	英屬維京群島商高寶國際有限公司台灣分公司 Global Group Holdings, Ltd.
地　　址	台北市內湖區洲子街88號3樓
網　　址	gobooks.com.tw
電　　話	（02）27992788
電　　郵	readers@gobooks.com.tw（讀者服務部） pr@gobooks.com.tw（公關諮詢部）
傳　　真	出版部（02）27990909　行銷部（02）27993088
郵政劃撥	19394552
戶　　名	英屬維京群島商高寶國際有限公司台灣分公司
發　　行	希代多媒體書版股份有限公司/Printed in Taiwan
初版日期	2012年11月

國家圖書館出版品預行編目（CIP）資料

一按就不痛，快速搞定肩頸痠痛 / i健康編輯小組編著.
-- 初版. -- 臺北市：高寶國際出版：
希代多媒體發行, 2012.11
　面；　公分. --（IH 002）

ISBN 978-986-185-761-9（平裝）

1.按摩　2.肩部　3.頸部

413.92　　　　　　　　　　　101019086